Yuniel Chávez Mena
Keylan Guzmán Reyes
Yailin Pérez Díaz

Determinantes de salud

Yuniel Chávez Mena
Keylan Guzmán Reyes
Yailin Pérez Díaz

Determinantes de salud

Comportamiento en pacientes diabéticos tipo 2.

Editorial Académica Española

Imprint

Any brand names and product names mentioned in this book are subject to trademark, brand or patent protection and are trademarks or registered trademarks of their respective holders. The use of brand names, product names, common names, trade names, product descriptions etc. even without a particular marking in this work is in no way to be construed to mean that such names may be regarded as unrestricted in respect of trademark and brand protection legislation and could thus be used by anyone.

Cover image: www.ingimage.com

Publisher:
Editorial Académica Española
is a trademark of
Dodo Books Indian Ocean Ltd. and OmniScriptum S.R.L publishing group

120 High Road, East Finchley, London, N2 9ED, United Kingdom
Str. Armeneasca 28/1, office 1, Chisinau MD-2012, Republic of Moldova, Europe
Printed at: see last page
ISBN: 978-3-330-09710-0

Resumen

Introducción: Uno de las enfermedades en ascenso a nivel mundial, causada por la alteración de los determinantes sociales en la salud es la diabetes mellitus. **Objetivo:** Describir el comportamiento de los determinantes sociales de salud asociados a pacientes diabéticos tipo 2 de un consultorio en el período de julio 2019 a mayo 2021.**Métodos:** Se realizó un estudio cuanticualitativo, descriptivo y transversal. La población la conformaron los 59 adultos mayores diabéticos tipo 2 y se seleccionó la muestra mediante un muestreo probabilístico aleatorio simple, previo consentimiento informado **Resultados**: Predominaron las féminas (54.24%), el grupo etario de 75 a 79 años (30.51 %), el color de piel blanco (88.13 %), el 30.51% no tenía escolarización, las amas de casa para un 37.29%, el 64.41% tenía antecedentes familiares de diabetes, el 67.80% tenían como comorbilidad la obesidad y las hiperlipoproteinemias primarias, el determinante estrés y tabaquismo se encontraron en el 100% de los sujetos, las familias de los diabéticos eran funcionales en un 61,02%, el descontrol ligero de glicemia (47,45%), como complicaciones las neuropatías y las enfermedades cardíacas y la situación económica alta (44,06%). **Conclusiones**: Predominaron las mujeres de 75 a 79 años, blancas, sin escolarización, amas de casa, con antecedentes familiares de diabetes mellitus, como comorbilidades la obesidad y las hiperlipoproteinemias primarias. Los determinantes sociales de salud que más incidieron fueron el estrés, el tabaquismo, la dieta inadecuada y predominó la situación económica catalogada como alta.
Palabras Clave: Determinantes sociales de la salud, Diabetes mellitus

Índice   Páginas

Introducción

Uno de las enfermedades en ascenso a nivel mundial, causada por la alteración de los determinantes sociales en la salud es la diabetes mellitus. Este trastorno tiene una conducta de carácter endémico como resultado de la raza, la alteración en los hábitos de vida y la vejez que alcanzan a las personas que conforman una población. [1]

La diabetes mellitus (DM) por su elevada morbimortalidad se encuentra entre las cuatro principales enfermedades no transmisibles que han devenido como uno de los mayores desafíos para el desarrollo del siglo XXI. [2]

La Federación Internacional de Diabetes menciona que la Diabetes tipo 2 (DT2) representa la mayoría de los casos de diabetes a nivel mundial y ha sido declarada una emergencia de salud mundial. [3]

Globalmente, la DM afecta más de 194 millones de personas y se estima que ese número alcance 366 millones de casos en 2030. Se relata que la tasa de crecimiento de la DM es mayor en los países en desarrollo, o que puede ser explicado por la creciente urbanización y occidentalización de los hábitos y estilos de vida. Está dentro de las principales causas de mortalidad e incapacidad precoces. [4] Así mismo, la Organización Mundial de la Salud (OMS) en un informe presentado en el año 2020, expresó que, el exceso de mortalidad general en pacientes con DM2 es alrededor de un 15 % más alto a partir del 2020, pero varía ampliamente dependiendo de cada país. La prevalencia de la enfermedad diabética que amenaza en los Estados Unidos es de alrededor del 4,4 % entre los adultos mayores a 40 años. [5]

En la Ciudad de México, según informes presentados por la Secretaría de Educación, Ciencia, Tecnología e Innovación y el Instituto Nacional de Salud Pública, hay 2.2 millones de personas con DM2 y más del 70% de los habitantes tiene factores de riesgo predisponentes a ella (sobrepeso u obesidad). [6]

En el Perú se consigna 3-9 casos de diabetes mellitus por cada 100 habitantes mayores de 15 años, de acuerdo a la encuesta demográfica y de salud familiar (Endes) 2019. El año precedente (2018), la cifra fue 0.3% inferior en el mismo segmento de residentes. [7]

La Diabetes Mellitus es un síndrome orgánico multisistémico cuya característica es el aumento de los niveles de glucosa en sangre, como consecuencia de defectos en la secreción de insulina. Aparece a cualquier edad sin distinción de sexo, raza o religión, sin embargo, las más afectadas son las personas adultas. [8]

La edad avanzada, el sedentarismo, el sobrepeso, los antecedentes familiares con diabetes, la hipertensión arterial, la tolerancia alterada a la glucosa y la hiperlipemia son factores de riesgo que se agrupan con el incremento de la enfermedad. En su mayoría, los casos de diabetes mellitus tipo 2 se originan de un Síndrome Metabólico en los que están asociados la hipertensión arterial, el incremento de los niveles de colesterol, triglicéridos y/o ácido úrico y la obesidad.[7]

Estudios indican que gran parte de los casos de diabetes se pueden prevenir con una dieta saludable en base a frutas y verduras y con y con una dieta saludable que permita el mantenimiento adecuado de un peso corporal, así como se debe evitar sustancias nocivas como el tabaco y el alcohol, hechos y recomendaciones que en la práctica no se dan estas medidas no se ponen en práctica por falta de educación sanitaria y fundamentalmente por el control necesario de las entidades responsables de la administración de la salud. [8]

La diabetes mellitus y en general, las enfermedades crónicas no transmisibles, son patologías sobre las cuales no se pueden intervenir de manera eficiente sin tomar en cuenta a los determinantes sociales de la salud. La DM, especialmente de tipo 2, es una enfermedad cuyo progreso se ve afectado por elementos sociales estrechamente relacionados. [1]

En las últimas décadas se ha ido desarrollando progresivamente y consolidando un campo de investigación empírica respecto a los llamados determinantes sociales de la salud (DSS). Este programa de investigación y corpus de conocimiento ha venido a confirmar que existen una serie de factores sociales que afectan a la salud de manera significativa, que son causa de resultados de salud diferentes entre poblaciones o al interior de una misma población. [9]

El enfoque de los determinantes sociales de la salud ha evidenciado la urgente necesidad de retomar las condiciones de vida de las personas para comprender debidamente el proceso de la salud y enfermedad, y brindar así respuestas más adecuadas que mejoren las condiciones de salud de la población y modifiquen las inequidades. [10]

La determinación de la situación de la salud es un tema amplio que cambia de una de un escenario a otro, en el que los elementos determinantes intervienen interaccionando no de forma lineal. Existen determinantes vinculados de forma directa con la persona como las conductas y costumbres dirigidos a cuidar la salud y la utilidad de los servicios asociados a la misma. Por otra parte, están aquellos que interactúan con el ámbito social. [1]

Los determinantes sociales de la salud (DSS) brindan la oportunidad de abordar la DM2 desde una perspectiva más amplia. DSS es un concepto que nace de la necesidad de considerar las condiciones de salud más allá del nexo biopsíquico humano en el que se desarrollan enfermedades de gran impacto social como la DM2. [5]

La diabetes mellitus, específicamente la de tipo 2, es una afección ocasionada por múltiples causas, donde los determinantes sociales de la salud, tales como los niveles de ingreso y educacional, la ocupación, la accesibilidad a los servicios de salud, las dietas hipercalóricas, la inactividad física, las creencias sobre la belleza, el género y la funcionalidad familiar, están íntimamente relacionados y desempeñan un rol preponderante, todo lo cual conlleva a pensar, cada vez con más evidencia, que esta es una enfermedad social. [11]

La diabetes mellitus tipo 2 es un ejemplo típico de enfermedad que parece concentrarse en áreas de mayor pobreza y en individuos con bajo nivel de ingresos y bajo nivel educativo. Esta relación también está condicionada por el papel que tiene la posición socioeconómica en los cuidados de la salud, la prevención de la enfermedad, las medidas de promoción de la salud, la disposición a buscar tratamiento y los estilos de vida. [12]

En trabajo sobre los determinantes sociales en Diabetes Mellitus tipo 2 en Ciudad del Este, se demostró que al vincular los diversos factores de riesgo con la variable sexo se encontró un 67% con una dieta inadecuada para el sexo femenino y 33% del sexo masculino, el sedentarismo aportó un 67% y 33% del total de casos respectivamente, el alcoholismo afectó en un 8% al sexo masculino y en el sexo femenino no se han captado ningún caso y al explorar las diferencias en estilos de vida de la población estudiada, se encontraron diferencias significativas en la cual 50% de la población viven de manera saludable, el 33% moderadamente saludable y el 17% de manera poco saludable. [13]

Autores como Heredia et al., han investigado sobre los DSS con el riesgo de DMT2 en población mexicana y se concluye que los principales factores de riesgo de DMT2 para adultos fueron padecer hipertensión arterial mientras que el sobrepeso/obesidad es un factor de riesgo compartido por adultos y menores de edad. [14]

Rodríguez Plasencia et al., al valorar los determinantes sociales de la salud en relación con prevención del pie diabético, se determina que el 50,0% de los pacientes cuentan con nivel socioeconómico medio; el 41.3% son del grupo edad adulto; el 55,0% son mestizos; el 30,0% poseen un grado de instrucción superior y el 21,3% tienen una condición laboral eventual e independiente. [1]

Marmot clasifica los determinantes sociales en proximales, intermedios y estructurales y como condiciones que son producto del contexto político y económico de cada región a través de los cuales se puede establecer la distribución desigual de bienes y servicios y las inequidades. [12]

La Asociación Americana de Diabetes (ADA) incluye recomendaciones para adaptar el tratamiento al contexto social, reconociendo el importante papel que desempeñan los determinantes sociales en los resultados en diabetes. También la OMS, desde hace años, promueve el estudio de los determinantes sociales porque constituyen una de las variables para desarrollar una respuesta integral y más efectiva a las necesidades de salud. [15]

En Cuba, desde 1975 el Instituto Nacional de Endocrinología elaboró un Programa Nacional de Atención Integral al Diabético, indicando que esta enfermedad es susceptible de prevenir actuando sobre factores de riesgo bien definidos. [16] Sin embargo, la diabetes, se ubica entre las diez primeras causas de muerte en el país, ocupando la octava posición según estadísticas nacionales. [17]

Según el anuario estadístico cubano, en el año 2019 la DM presentó una prevalencia de 66.7 por 1000 habitantes y la provincia Villa Clara de 66.9 ocupando el séptimo lugar a nivel nacional.

Por consiguiente, se hace necesario el estudio de la diabetes tipo 2 en adultos dado que en el municipio se encuentra afectado un número elevado de pacientes. Además, en el Policlínico Sur se reporta un elevado incremento de la prevalencia de esta enfermedad en la dispensarización de 2019, con 1989 casos y una incidencia de 96 enfermos, equivalente al 4,82 %, reportándose 45 diabéticos más que en el 2018 y al hecho de que el consultorio 14-32, tiene 77 diabéticos tipo 2, donde el 76,6% tienen 60 años y más, a partir de una pirámide poblacional constrictiva con tendencia a la estacionaria. Además, se conoce que estos pacientes acuden a consulta frecuentemente por descontrol de la glicemia, complicaciones e ingresos asociándose a deterioro de la calidad de vida y complicaciones como principales causas de morbilidad y mortalidad, se decide plantear como problema de investigación:

Problema científico: ¿Cuál es el comportamiento de los determinantes de salud asociados a pacientes diabéticos tipo 2 del consultorio 14-32 del Policlínico Sur de Placetas en el período de julio 2019 a mayo 2021?

Objetivos

Objetivo general: Describir el comportamiento de los determinantes sociales de salud asociados a pacientes diabéticos tipo 2 del consultorio 14-32 del Área Sur en el período de julio 2019 a mayo 2021.

Objetivos específicos:

1. Caracterizar la muestra según variables clínicas y epidemiológicas de interés en la investigación.

2. Identificar los determinantes sociales de salud que más inciden en los pacientes estudiados.

3. Establecer asociación entre los determinantes sociales investigados, el control de la glicemia y las complicaciones detectadas.

Marco teórico

Las enfermedades no transmisibles constituyen un problema de salud pública que genera la erogación de una gran cantidad de recursos financieros a consecuencia de los elevados costos en la atención requerida para su manejo. [18]

Las enfermedades crónicas no transmisibles (ENT) como la DM2 son complejas y representan un desafío mundial para la sociedad y los sistemas de salud. La prevalencia mundial de la DM2 se ha atribuido a un conjunto complejo de factores socioeconómicos, demográficos y ambientales y a un aumento de los factores de riesgo para desarrollar la enfermedad relacionados con estilos de vida poco saludables, como sobrepeso/obesidad y bajos niveles de actividad física. [5, 14]

Historia

La diabetes es una enfermedad conocida desde la antigüedad, la primera referencia escrita de a que tenemos constancia es del antiguo Egipto, hacia el año 1553 A.C. Cerca de Luxor, el arqueólogo George Ebers, encontró un papiro que hace referencia a la diabetes y describe uno de sus principales síntomas, la poliuria, el aumento de la producción de orina. [19]

Entre el siglo V o III a.C. el médico indio Susruta, describe una extraña enfermedad, propia de ricos, obesos, que comen mucho dulce y arroz y cuya característica era una orina pegajosa, con sabor dulce y que atrae a hormigas y moscas, por lo que la llamaron «madhumeha (orina de miel). De esta manera Susruta, el padre de la medicina hindú, describió la diabetes mellitus, denominándola "enfermedad de los ricos", llegando a clasificarla en una diabetes que se daba en los jóvenes que conducía a la muerte y otra que se daba en personas de una cierta edad. También explica que esta enfermedad habitualmente afectaba a varios miembros dentro de una misma familia.

El termino diabetes del griego "lo que va a través de" se utilizó por primera vez por Aretaeus de Capadocia (81-133 d.C.) en su tratado "Sobre las causas y los síntomas de las enfermedades" describe también, la sed excesiva y el aumento de la orina (polidipsia y poliuria) pasando desapercibido en este momento el aumento del apetito (polifagia).

En el siglo II Galeno, considero la diabetes como una enfermedad renal, y que l abundante orina al no poder retener el cuerpo el líquido era lo que producía la caquexia.

Persia Avicena (980-1037) escribe sobre la diabetes en su libro "Canon de la

Medicina", identificando el aumento del apetito, los problemas del sistema sexual, la gangrena y el dulzor de la orina.

Más tarde, Paracelso, (1493-1541) considera que la diabetes no es una enfermedad del riñón como estaba comúnmente aceptado hasta entonces, si no una enfermedad de la sangre. Puso a hervir orina de un enfermo y obtuvo unos cristales blancos que, sin probarlos, considero que eran de sal, cosa que según el explicaban la abundante sensación de sed y orina de los diabéticos.

Thomas Willis acuna el termino mellitus en 1672 al descubrir que la orina de estos pacientes es dulce. Esto sirvió para establecer una diferencia de diagnóstico respecto a otras causas de poliuria.

Claude Bernard (1813-1878) investiga sobre como determinados alimentos pueden convertirse en glucosa (1857), y como a través del hígado se convierten glucógeno, el cual puede volver a convertirse en glucosa, para mantener unos niveles plasmáticos constantes. Con sus investigaciones se describen dos criterios diagnósticos de la diabetes mellitus: hiperglucemia y glucosuria.

En 1919 Frederick Allen (1879-1964) propone el tratamiento de la diabetes a través de una dieta muy pobre en hidratos de carbono.

En 1921 Frederick G. Bantin y Charles H. Best tuvieron la idea de ligar el conducto excretor pancreático de un mono, provocando la autodigestión de la glándula. Después, exprimiendo lo que quedaba de este páncreas obtuvieron un líquido que, conseguía disminuir los niveles de glucemia: Así se descubre la insulina. La primera inyección de insulina en humanos la recibió un joven de 14 años llamado Leonard Thompson el 11 de enero de 1922 en el Hospital de Toronto de Canadá.[19] Respecto a la evolución tecnológica del control de la diabetes, en 1985, aparecen las primeras plumas de insulina. A partir de 1980, la fabricación de las insulinas recombinantes humanas marcó un avance importante en el tratamiento de la

diabetes. Richard K. Bernstein desarrolló el primer glucómetro portátil. [20]

En el campo del páncreas artificial llevo a la aparición del primer sistema comercial en junio de 2017: el sistema Medtronic minimed™ 670G. [21]

<u>Epidemiologia</u>

La Organización Mundial de la Salud (OMS), en el 2019, afirmó que la diabetes fue la sexta causa principal de muerte con un estimado de 244,084 personas fallecidas como consecuencia de las complicaciones, siendo estas la falla renal, paro cardiaco, accidente cerebro vascular y pérdida de los miembros inferiores.[1]

Según la Federación Internacional de Diabetes (FID), aproximadamente 415 millones de adultos entre las edades de 40 a 79 años tienen diabetes mellitus y se espera que este número aumente a 693 millones para 2045. [5]

Aproximadamente 62 millones de personas en las Américas tienen diabetes. La mayor parte vive en países de recursos económicos medianos y bajos, y se registran 244 084 muertes directamente se atribuyen a la diabetes anualmente. El número de casos de diabetes tipo II se está incrementado constantemente en las últimas décadas. [7]

Los países que tienen más habitantes con diabetes, China ocupa el primer lugar mundial al superar los 116 millones de afectados. En segunda posición se encuentra India con más de 77 millones. En tercer peldaño se ubica Estados Unidos con alrededor de 31 millones. [22]

En Estados Unidos se calcula que 30.3 millones de individuos padecen diabetes representando un 9.4% del total de la población, de las cuales los 12 millones de personas tienen 65 años a más; así mismo América del Norte y Caribe presenta el 11%, Oriente Medio y el Norte de África 10.8%, Sudeste asiático 10.1%, Europa 6.8% y en el mundo occidental prevalece la diabetes mellitus es de 20%.[23] Para el año 2030, se espera que el 11,2 % de los adultos estadounidenses tengan la afección. [5]

En México el panorama no es distinto, según datos oficiales del 2018 la prevalencia de DMT2 en 2018 fue del 10.3% y es la tercera causa de muerte en el país. [14]

Dos de los diez países líderes en número de casos se encuentran en América Latina y son: Brasil con 14.3 millones y México con 11.5 millones de casos, respectivamente. [6]

Según la OMS (2018), indica que en el Perú existen aproximadamente 2 millones de personas que sufren de diabetes y es la décima quinta causa de mortalidad. La misma organización prevé que los decesos por diabetes se multipliquen por dos entre 2005 y 2030. La mortalidad de la diabetes de personas entre los 30 y 69 años en hombres fueron 710 y en mujeres 640; y en los de 70 años a más, en hombres fue de 750 y en mujeres 850. [8]

En el Ecuador el 7,8% de los ecuatorianos presentan niveles altos de glucosa en sangre, además según los datos obtenidos por el Ministerio de Salud Pública, la diabetes ha sido responsable de 34.597 diagnósticos, solo hasta la mitad del año 2018, en donde solo el 1.82% de los casos es diabetes mellitus tipo 1. En los años comprendidos entre el 2014 y 2017 según el INEC, la diabetes ocupa el segundo puesto como responsable de fallecimientos. [24]

La prevalencia de dicha enfermedad en el Uruguay es del 8.2% de la población adulta, según datos oficiales. [25]

Según la American Diabetes Association (ADA) la Diabetes Mellitus se <u>define</u> como un conjunto de alteraciones metabólicas caracterizada por una hiperglucemia crónica, que es el resultado de una falla en la secreción de insulina, en los efectos de la insulina, o ambos. Y la <u>clasifica</u> en 4 grupos:

- Diabetes Mellitus tipo 1: se caracteriza por la destrucción autoinmune de las células Beta pancreáticas.

- Diabetes Mellitus tipo 2: el defecto consiste en una resistencia a la insulina acompañada por una deficiencia de la misma hormona.

- Diabetes Gestacional: aumento de la glucosa producido por primera vez en el embarazo.

- Otros tipos específicos de Diabetes: éste grupo incluye una amplia variedad de condiciones poco frecuentes. [6, 26]

Diabetes Mellitus tipo 2

<u>Concepto</u>

Arpita Laruta et al., se expone que la diabetes mellitus tipo 2 es una enfermedad crónica, multifactorial, distinguido por un trastorno metabólico de los carbohidratos, deficiente en la secreción o acción de la insulina, llevando a una hiperglucemia crónica causando complicaciones microvasculares y macrovasculares. [7]

La diabetes tipo 2 en general es definida como la hiperglicemia resultante de un desbalance entre la producción de insulina y la adecuada respuesta del organismo a ella. Siempre ha sido una enfermedad que afecta principalmente adultos mientras que la diabetes tipo 1 está asociada con edades pediátricas, aunque no siempre es el caso. [27]

Limón García et. al. se afirma que la DT2 es definida como la incapacidad de las células del cuerpo para responder totalmente a la insulina donde influyen diversos factores, tradicionalmente factores no modificables (edad, sexo femenino,2 antecedentes heredo familiares 1 de primera línea) y modificables (peso, dietas hipercalóricas, índice de masa corporal elevado, colesterol total, obesidad, hiperglucemia, inadecuada alimentación,3 circunferencia de cintura elevada, HTA, sedentarismo y nivel socioeconómico). [3]

La autora se afilia al concepto expuesto por Limón García et. al. ya que lo considera el que con mayor amplitud expone las características y factores de riesgo de la patología.

<u>Factores de riesgo para la Diabetes Mellitus tipo 2</u>

La DM2 es una enfermedad causada por una combinación de factores genéticos, ambientales y conductuales. Los factores de riesgo que predisponen a ella se pueden dividir en:

• Factores de riesgo modificables: obesidad, sobrepeso, obesidad abdominal, sedentarismo, tabaquismo y patrones dietéticos,

• Factores de riesgo no modificables: edad, raza, antecedente de DM2 en un familiar de primer grado, antecedente de DM gestacional, síndrome de ovario poliquístico. [6, 28]

<u>Fisiopatología</u>

Se le atribuye a la insulinorresistencia hepática y muscular la principal responsabilidad en la etiopatogenia de la DM-2. El aumento de la síntesis hepática de la glucosa y la disminución de su captación por el músculo llevarían al aumento progresivo de los niveles de glucemia, lo que asociado a una secreción deficiente de insulina por la célula beta pancreática determinarían la aparición del cuadro clínico de la DM-2.

En la actualidad se ha demostrado la participación de otros componentes en la progresión de la DM-2 como el tejido adiposo, el tejido gastrointestinal, la célula alfa del islote pancreático, el riñón y el cerebro. [29]

<u>Manifestaciones clínicas</u>

Puede producir signos y síntomas tales como: [30]

❏ Sed anormal y sequedad de boca

❏ Hambre extrema

❏ Micción frecuente

❏ Falta de energía

❏ Cansancio extremo

❑ Pérdida repentina de peso

❑ Heridas de cicatrización lenta

❑ Infecciones recurrentes

❑ Visión borrosa

<u>Fisiopatología</u>

En los primeros años predomina la resistencia a la insulina de largo periodo preclínico en el cual el páncreas para compensar esta alteración aumenta progresivamente la secreción de insulina produciendo una hiper insulinemia, que mantiene las glucemias normales en ayunas y postprandiales, asociado además a lipotoxicidad en el paciente con obesidad e insulinoresistencia. En una segunda etapa, existe una respuesta aguda en la que se mantiene la respuesta resistencia a la insulina, pero la capacidad secretora de las células β comienza a disminuir, incrementando las glucemias y manifestándose con el hallazgo en el laboratorio de la glucemia alterada en ayunas y las cifras de la intolerancia a la glucosa. [31]

<u>Complicaciones clínicas de la diabetes tipo II</u>

Las complicaciones derivadas de la diabetes son la causa del 91 % de las amputaciones de las extremidades inferiores, el 60 % de las hospitalizaciones por enfermedades cardiovasculares y el 50 % de las hospitalizaciones debidas a accidentes cerebrovasculares. Aproximadamente una cuarta parte de las muertes por diabetes se debe a complicaciones de la enfermedad. [15]

Las complicaciones que pueden surgir como consecuencia de padecer diabetes tipo II pueden ser agudas y crónicas o a largo plazo. [5]

Las complicaciones agudas son hiperglucemia, hipoglucemia y cetoacidosis diabética.

Las complicaciones a largo plazo o crónicas aumentan en severidad dependiendo del nivel de control de glucosa que la persona ha mantenido a través de su enfermedad. A largo plazo las más comunes son la retinopatía, la nefropatía, neuropatía y enfermedades cardiovasculares. De igual modo, las amputaciones, las enfermedades dentales, las complicaciones en el embarazo y la disfunción sexual están relacionadas con el diagnóstico de diabetes. [5, 32] Las complicaciones crónicas de la diabetes mellitus son:

O Oftalmológicas: retinopatía diabética no proliferativa o proliferativa, edema macular, rubeosis del iris, glaucoma y cataratas.

O Renales: proteinuria, nefropatía en fase terminal y acidosis tubular renal de tipo IV.

O Neurológicas: polineuropatía simétrica distal, polirradiculopatía, mononeuropatía y neuropatía autonómica.

O Gastrointestinales: gastroparesia, diarrea y estreñimiento.

O Genitourinarias: cistopatía, disfunción eréctil, disfunción sexual en la mujer y candidiasis vaginal

O Cardiovasculares: coronariopatía, insuficiencia cardiaca congestiva, vasculopatía periférica y accidente cerebro vascular. Extremidades inferiores: deformidad de los pies (dedo en martillo, dedo en garra y pie de Charcot), ulceras y amputación.

O Dermatológicas: infecciones (foliculitis, furunculosis, celulitis), necrobiosis, mala cicatrización, ulceras y gangrena. Dental: enfermedad periodontal. [7]

<u>Prevención</u>

La prevención de la DM2 se divide en tres niveles principales:

• Primaria: tiene como objetivo evitar el inicio de la enfermedad en dos grupos de edad: la población en general (modificadores en el estilo de vida y características socio ambientales) y la población con factores de riesgo asociados a la diabetes (educación para la salud, corrección de obesidad, prescripción adecuada de medicamentos, promoción del ejercicio rutinario y programado).

• Secundaria: para aquellos con un diagnóstico establecido de DM2, los objetivos serán prevenir las complicaciones agudas, evitar o retrasar las mismas.

- Terciaria: dirigida a pacientes que ya presentan complicaciones crónicas y tiene como objetivo evitar la discapacidad por insuficiencia renal, ceguera, pie diabético y muerte temprana. [6]

Determinantes sociales de salud

<u>Antecedentes</u>

Los determinantes sociales de la salud (DSS) son considerados desde hace más de 100 años, donde Rudolph Virchow, el destacado patólogo alemán del siglo XIX y otros contemporáneos suyos, hacían mención a las condiciones de vida como determinantes de las condiciones de salud de la población. Virchow refería que "la medicina es una ciencia social y la política no es más que medicina en una escala más amplia". [10]

En 1948, Flenry Singer sostuvo que la salud se proporcionaría a los habitantes cuando se promovieran condiciones de vida decentes y de trabajo), por lo que propuso que el gobierno debía llevar a cabo lo que él denominó "promoción de la salud". [33]

Los DSS fueron abordados por Mare Lalonde en 1974, quien, desde un punto de vista epidemiológico, discurre sobre las mayores causas de muerte y enfermedades en los canadienses. [33]

El concepto de DSS se originó como resultado de una serie de análisis críticos que se publicaron entre las décadas de los 70 y 80 del siglo pasado. [10]

La OMS puso en marcha en el 2005, la Comisión sobre Determinantes Sociales de la Salud, la cual hizo un llamamiento hacia la necesidad de un modelo que actuara sobre las causas sociales, económicas y políticas subyacentes a la mala salud. [10, 33, 34]

En octubre de 2011 se celebró en Rio de Janeiro la Conferencia Mundial sobre Determinantes Sociales de la salud, que aprobó una declaración que fue posteriormente adoptada por la 65.º Asamblea Mundial de la Salud en mayo de 2012. [9]

<u>Concepto</u>

Los DSS, de acuerdo con la OMS, son entendidos como "… las circunstancias en que las personas nacen, crecen, viven, trabajan y envejecen, incluido el sistema de salud. [10, 33, 35-37] Esas circunstancias son el resultado de la mundial, nacional y local, que depende a su vez de las políticas adoptadas". [10, 33, 38]

Otra definición es la propuesta por Tarlov, en la cual concibe los DSS como "las características sociales dentro de las cuales la vida tiene lugar". Los cuales influyen de manera significativa y vital en el mejoramiento de la salud de los individuos. [34] Estos factores se encuentran en diferente proporción en cada región o país, dependiendo de las circunstancias sociopolíticas, económicas y culturales de cada uno de ellos. [35]

La autora coincide con el concepto dado por la Organización Mundial de la Salud, el cual engloba todos los aspectos tanto sociales como económicos y geográficos haciendo comprensible sin perder el rigor académico.

<u>Situación actual</u>

En definitiva, la investigación sobre los determinantes sociales de la salud ha venido vinculando de forma sistemática las condiciones sociales de ventaja y desventaja con los resultados de salud. Por ejemplo, en el Reino Unido, en el que existe un Sistema Nacional de Salud con cobertura universal, la diferencia de esperanza de vida de profesionales y directivos frente a trabajadores manuales es de casi 10 años. Esto último es probablemente uno de los aspectos más llamativos de la investigación sobre los determinantes sociales de la salud: la posición social tiene una relevancia enorme en los resultados de salud, incluso con independencia del acceso a los cuidados médicos. A esto hay que añadir otro hallazgo llamativo de estas investigaciones, como es que estas diferencias de salud no solo se dan en los extremos, sino que se producen a lo largo de la escala social, en lo que se conoce como *gradiente socioeconómica.* [9]

En Latinoamérica se han realizado reformas estructurales en la constitución de varios países que buscan ajustar los sistemas de salud a un modelo de APS; a la vez, se han implementado políticas de salud pública para intervenir los DSS desde diversos ámbitos.

Por ejemplo, en Argentina existen políticas públicas encaminadas a mejorar la salud de las poblaciones indígenas, por medio de mejorar el diálogo intercultural, lo que facilita la participación social y genera que la atención sanitaria sea más incluyente. [39]

En México la secretaria de salud se encargó de darle a su plan de salud un enfoque de DSS, por lo que se crearon programas para combatir la pobreza extrema, con énfasis en las mujeres y las poblaciones vulnerables. El caso de Chile es diferente, pues se creó una secretaria técnica en DSS que impulsó estrategias para incidir en los determinantes que afectaban a las poblaciones más vulnerables. En Colombia se implementó el plan decenal de salud pública con un enfoque de DSS que buscaba hacer frente a las inequidades desde diversos ámbitos. [39]

Por otro lado, aunque países como Cuba han incluido la enseñanza de los DSS dentro de su formación de pregrado en medicina. La APS desempeña un papel fundamental para el éxito de la inclusión de estas alternativas pedagógicas en la medida en que puede generar espacios en los que se articule la atención clínica con los DSS. Para esto se han creado varios modelos como el de atención primaria orientada a la comunidad, el cual busca que este tenga un papel activo en conjunto con los profesionales de salud, para así distribuir de manera eficiente los recursos en salud disponibles y fomentar estilos de vida saludables. [39]

Dentro de estos determinantes, la OMS identifica factores como la desigual distribución del poder, de los ingresos y los bienes y servicios, del acceso a la atención sanitaria, de la escolarización y la educación, de las condiciones de trabajo y del estado de la vivienda y el entorno físico. [37]

<u>Modelos de los Determinantes Sociales</u>

En la segunda reunión de la Comisión sobre los Determinantes Sociales de la Salud se consideraron como modelos influyentes los propuestos por: [36]

O   Dahlgren y Whitehead: influencias en capas, explica cómo las desigualdades sociales en salud son el resultado de las interacciones entre los diferentes niveles de las condiciones causales, de lo individual a las comunidades a nivel de las políticas nacionales de salud.

O   Diderichsen et al: La estratificación social y la enfermedad de la producción, Este modelo hace hincapié en cómo los contextos sociales crean la estratificación social y asignan los individuos a diferentes posiciones sociales, lo que determina su estado de salud.

O   La propuesta de Álvarez y colaboradores para Cuba, Según Adolfo y colaboradores, la producción social de la salud y, por ende, su determinación, es una resultante del sistema social que se vive, de la ideología que impera y de la cultura dominante por lo que cada país tiene una caracterización muy particular de sus propios determinantes, algunos comunes para muchos y en otro muy particular para cada caso.

O   Entre los modelos clásicos, toma especial relevancia el modelo holístico de Laframbroise (1973), desarrollado por Marc Lalonde (1974), ministro de sanidad canadiense, en el documento Nuevas Perspectivas de la Salud de los canadienses. Según Lalonde, el nivel de salud de una comunidad estaría influido por cuatro grandes grupos: 36

1. Estilos de vida y conductas de salud: Cuando un estilo de vida se convierte en un elemento perjudicial para nuestra salud estamos ante un factor de riesgo. Las dietas poco saludables; la inactividad física; el consumo de tabaco, alcohol y otras drogas; el estrés psico-social; y otras conductas de riesgo, como mantener relaciones sexuales sin protección o conducir de forma temeraria, son algunos de los factores de riesgo.

2. Biología humana: Se incluyen todos aquellos que dependen de la estructura biológica y de la constitución del organismo humano, como los siguientes:

❑ La genética. Los seres humanos reciben una herencia genética que condiciona la constitución y la aparición de determinadas enfermedades.

❏ La edad. La enfermedad suele ser más frecuente en la vejez porque el cuerpo no responde de la misma forma a los factores agresores.

❏ El sexo. Muchas enfermedades tienen una distribución diferente según el sexo del paciente.

3. Medio ambiente: Entre ellos destacan los siguientes:

❏ Factores físicos: la contaminación acústica, las variaciones de la temperatura, las radiaciones, la calidad del agua potable y la red de alcantarillado, entre otros.

❏ Factores químicos: como, por ejemplo, la contaminación química producida, entre otros, por el dióxido de carbono, los metales pesados, los insecticidas o la polución.

❏ Factores biológicos: los microorganismos que pueden afectar a nuestra salud son muy variables, como por ejemplo, las bacterias, los virus, los hongos y los parásitos

❏ Factores psíquicos y socioculturales: relaciones con familiares y amigos, condiciones de trabajo, tiempo de ocio, desempleo, agresividad y violencia, grado de estrés, etc.

4. Sistema de asistencia sanitaria: Mala utilización de recursos, sucesos adversos producidos por la asistencia sanitaria, listas de espera excesiva, burocratización de la asistencia

<u>Clasificación</u>

Siguiendo con su sentido instrumental, las dimensiones de los DSS pueden desdoblarse en indicadores a nivel micro, rneso y macro; de esta forma:

❏ A nivel micro se habla de la necesidad de la existencia de procesos de la cohesión social, donde las redes sociales de apoyo refuerzan la lealtad social, en función positiva de la salud física y mental.

❏ Los determinantes intermedios comprenden los distintos factores biológicos y del comportamiento, las circunstancias socio-ambientales y psicosociales, así como las circunstancias materiales (donde el acceso a los servicios de salud sería un aspecto primordial).

꙱ A nivel macro estarían los contextos socioeconómicos y políticos, es decir, la gobernanza, las políticas macroeconómicas, las políticas sociales y públicas, así como los valores culturales y sociales'. [33]

Robles et al., se afirma que los componentes básicos del marco conceptual de los determinantes sociales de la salud incluyen: a) el contexto socioeconómico y político b) los determinantes estructurales.

c) los determinantes intermediarios. [34]

Heredia et al. se expone que los DSS se componen de determinantes estructurales e intermedios. [14]

Los determinantes estructurales comprenden al contexto político y socioeconómico (gobernanza, políticas macroeconómicas, políticas públicas, políticas sociales, la cultura y valores sociales) y la posición socioeconómica (clase social, sexo, raza, ingresos, ocupación, educación). [40]

Los determinantes intermedios agrupan a las circunstancias materiales (calidad de la vivienda, potencial de consumo, condiciones de trabajo), factores psicosociales (estrés, apoyo social) y los comportamientos (conductas saludables) y factores biológicos. [40]

La complejidad en la que se dan las conexiones causales entre los determinantes más generales y la salud resulta intrincada. Pero de manera general se puede decir que las injusticias sociales se acaban integrando en los individuos en forma de enfermedades o, como lo expresa Farmer, las fuerzas sociales, políticas y económicas se encarnan *(embody)* en las experiencias individuales y estructuran el riesgo de padecer enfermedades. [9]

Los procesos de determinación social no actúan como los agentes biológicos, físicos o químicos en la generación de la enfermedad, no tienen especificidad etiológica, ni obedecen a una mecánica de dosis-respuesta. [10]

Al estar anclada la salud a la posición en la estructura social v al bienestar, es necesaria la intervención del gobierno para generar condiciones adecuadas para la salud de la población a través de las políticas públicas: es decir, es necesario la presencia de algún tipo de estado social o Estado de bienestar. [33]

La atención médica puede prolongar la supervivencia, resolviendo las circunstancias provocadas por las enfermedades. Sin embargo, las condiciones sociales y económicas que determinan que las personas se enfermen o no son más importantes para las ganancias en salud de la población en general, es decir, que las condiciones de pobreza dan lugar a una salud más pobre. [10]

Determinantes sociales de salud y Diabetes Mellitus tipo 2 <u>Determinantes estructurales</u>

❖ ☐ Factor socioeconómico

Las desigualdades en salud según nivel socioeconómico tienden a aumentar porque las personas de clases sociales más favorecidas mejoran más su salud que el resto de la población. [18] Las personas de un nivel socioeconómico bajo pueden enfrentar un sentimiento de subordinación y falta de control que pueden llevarlos a sufrir de estrés crónico y deterioro de la salud. [32] El nivel de educación influye para las oportunidades de empleo, el autocuidado y la salud en general. [31]

Enfermedades transmisibles como: infecciones respiratorias agudas, infecciones gastrointestinales, amibiasis intestinal, conjuntivitis y otras se relacionan con indicadores de pobreza (acceso limitado a agua potable y drenaje, piso de tierra y poder adquisitivo). [41] ❖ Sexo:

Existe poca diferencia entre géneros en el número mundial de personas con diabetes del año 2015 hacia el año 2040. Hay alrededor de 15.6 millones más de hombres que de mujeres con diabetes 215.2 millones de hombres vs. 199.5 millones de mujeres. [18]

Guerra et. al. afirma que se ha observado una mayor frecuencia de la Diabetes Mellitus tipo 2 en las mujeres, lo cual está vinculado con aspectos culturales y con los bajos ingresos como consecuencia de las desventajas sociales a que aún se encuentran expuestas las féminas en muchas regiones del mundo. [30] ❖ Grupos raciales o étnicos:

Ciertos genes pueden hacer que una persona sea más propensa a tener diabetes tipo II. La enfermedad tiene una tendencia hereditaria y se presenta con mayor frecuencia en estos grupos raciales o étnicos: [18, 42]

• afroamericanos

• nativos de Alaska

• indígenas estadounidenses

• estadounidenses de origen asiático

• hispanos o latinos

• nativos de Hawái

• nativos de las Islas del Pacífico ❖ ☐ Educación:

La prevalencia varió significativamente por nivel de estudios alcanzado, que es un indicador del nivel socioeconómico. Específicamente, el 12.6 % de los adultos con un nivel de estudios menor al de escuela secundaria superior tenían diabetes diagnosticada, en comparación con el 9.5 % de aquellos que habían alcanzado ese nivel de estudios y el 7.2 % de aquellos que habían alcanzado un nivel mayor. [18] ❖ Ocupación:

es la posición del individuo dentro de la estructura social, lo que contribuye a protegerlo de determinados riesgos laborales, les facilita el acceso a los recursos sanitarios, produce diferentes niveles de estrés psicológico y puede influir en su comportamiento o en la adopción de estilos de vida saludables. [30]

Determinantes intermedios ❖ Edad:

Se refiere a que cuanto mayor sea, existe una posibilidad de presentar prediabetes o diabetes tipo 2, debido a que esta patología se presenta en la mayoría en los adultos. [28]

❖ Estrés y bienestar:

Muchas personas presentan estrés, pero no todas reaccionan de la misma manera, por lo tanto, es importante controlar el estrés en nuestra vida, ya que, permite llevar un buen control de un estilo de vida saludable. [28]

Cuando una persona se siente tensa con mucha frecuencia, o bien, cuando esa tensión se mantiene durante demasiado tiempo, esa persona se vuelve más vulnerable a una amplia serie de condiciones que incluyen las infecciones, la diabetes, una presión sanguínea alta, infartos cardiacos, derrames cerebrales, depresión y agresividad. [30] ❖ Peso:

La presencia de obesidad y sobrepeso aumenta el riesgo de desarrollar diabetes.

[28]

✠ Alcohol:

Al consumir demasiado alcohol hace que se produzca una inflamación en el páncreas, por lo tanto, limita la capacidad de producir la hormona llamada insulina.

[28, 32]

✠ Inactividad física.

El sedentarismo, tanto en adultos como en niños, es un factor de riesgo para desarrollar diabetes tipo II. Mientras menos actividad física se realice, mayor será el riesgo de padecer diabetes puesto que está ayudaran a controlar el peso, utiliza la glucosa como energía y hace que las células sean más sensibles a la insulina. [30, 42, 43]

✠ Inadecuada alimentación.

En principio, los efectos negativos de una mala nutrición son un claro reflejo de la agitada vida actual, que deja a muchas personas sin tiempo suficiente para preparar y consumir alimentos y comidas saludables.

Los alimentos poco saludables más comunes incluyen alimentos altamente procesados. "Al igual que la comida rápida y los refrigerios", los alimentos altamente procesados tienden a ser bajos en nutrientes (vitaminas, minerales y antioxidantes) y altos en calorías vacías porque contienen harina refinada, sodio y azúcar. [42]

De igual modo, en estratos pobres o de bajos ingresos se observan estos padecimientos además de desnutrición asociados a dietas deficientes, caracterizadas por exceso de alimentos ricos en grasas (especialmente saturadas), azúcares refinados y simples y pobres en hidratos de carbono complejos (fibras), aumento de alimentos y bebidas industrializados, de bajo coste, alta densidad energética y de mala calidad, que han venido sustituyendo a la dieta tradicional30, sin contar la afectación entre la población infantil y adolescente. Este patrón alimentario contribuye a la presencia de DM. [44] ❖

La obesidad

Es considerada como la base para el posible desarrollo de la diabetes mellitus debido al desorden metabólico que comienza a padecer el organismo. Los sujetos con obesidad ya comienzan a padecer hiper-insulinemia por el estrés constante del páncreas al liberar la hormona. En relación con esto, Rubín comenta que la obesidad aumenta la resistencia de las personas a su propia insulina a través de una hormona secretada por las células adiposas llamada "resistina", la cual provoca resistencia a la insulina. [31]

❖ ☐El tabaquismo

Es un fuerte factor de riesgo cardiovascular que no se incluye en la definición de síndrome metabólico (SM) pero aumenta sustancialmente el riesgo de complicaciones microvasculares y macrovasculares en pacientes con DM tipo 2 (DM2), mientras que dejar de fumar reduce sustancialmente este riesgo. Dado que la exposición al humo del cigarrillo se asocia con daño vascular, disfunción endotelial y activación de la coagulación y fibrinólisis, no es sorprendente que fumar aumente los efectos nocivos combinados de la glucemia elevada y otros factores de riesgo y acelere el daño vascular en pacientes con diabetes. [45] ❖ Funcionamiento familiar

En este sentido, en general, la convivencia en pareja ha mostrado asociarse a un mejor perfil de salud respecto a la población homóloga que no vive en pareja. Esta diferencia ha sido justificada por la optimización de los recursos mediante economías de escala dentro del contexto de la pareja, o por la creación y el mantenimiento de una mayor red social que puede ser de ayuda ante posibles inconvenientes. [46]

La Diabetes Mellitus, ha cobrado vidas debido a los deficientes estilos de vida y a los factores que la contribuyen como son la mala alimentación, la obesidad el uso de psicofármacos, el abandono familiar, que se da a partir de la disfuncionalidad familiar. [47]

El manejo de la diabetes tipo II implica un cambio de comportamiento que se logra con la intervención de la familia. Pueden cambiar sus hábitos alimenticios juntos. Esto reducirá la cantidad de alimentos poco saludables que tiene en la casa y disminuirá la sensación de aislamiento. [48]

El hecho de ser la Diabetes Mellitus tipo 2 una de las enfermedades crónicas más prevalentes, lo necesario de su adecuado control para retardar la presencia de complicaciones y el deterioro consecuente de la calidad de vida, la necesidad de conocer los determinantes sociales para indagar cómo estos pueden afectar de una u otra manera la salud de los individuos y en su mayor parte de los que están menos favorecidos estimuló al desarrollo del presente estudio.

Metodología

Tipo de estudio

Se realizó un estudio cuanti-cualitativo, descriptivo y transversal con el objetivo de describir el comportamiento de los determinantes de salud asociados a pacientes diabéticos tipo 2 de un consultorio en el período julio 2019 a mayo 2021

Población y Muestra

La población la conformaron los 59 diabéticos tipo 2 con 60 años y más de dicho consultorio. **La muestra**, se seleccionó de forma probabilística, a través de un muestreo aleatorio simple, a modo de sorteo, de 50 equivalente al 84,7 % de la población, previa voluntad y aprobación de la solicitud del consentimiento informado de cada caso residente en el área de salud. (Anexo 1) **Métodos empíricos**:

- **Análisis documental**: Se realizó el análisis del Programa del Médico de la Familia y el Programa Nacional de Atención Integral al Diabético. También se revisaron las fichas familiares e historias clínicas individuales para seleccionar y caracterizar la muestra del estudio. (Anexo 2)
- **Cuestionario individual semi-estructurado**: concebido para identificar datos y opiniones personales (Anexo 3)
- **Test Escala de vulnerabilidad al estrés.** Se trata de una adaptación al Modelo de Autoanálisis de Le. H. Miller y Smith con el objetivo de identificar este problema en los pacientes, como un determinante muy importante asociado a la diabetes. (Anexo 4)
- **Test de Funcionamiento familiar (FF-SIL)** para evaluar el tipo de familia según su funcionamiento (Anexo 5)
- **Triangulación de datos**. Técnica cualitativa para establecer regularidades, fortalezas y debilidades.

Métodos estadístico- matemático: Se realizó el análisis descriptivo acorde al nivel de medición de las variables utilizándose estadísticos descriptivos: tablas de frecuencia expresados en números absolutos y porcientos, la tasa, moda, media, proporción y la razón. De la estadística inferencial se aplicó la prueba de Chicuadrado.

Definición y Operacionalización de variables.

-Sexo: Cualitativa nominal. Según condición biológica. Escala de medición:

____Femenino   ____Masculino

-Edad. Cuantitativa discreta. Expresada en años desde el nacimiento hasta el momento de la investigación. Escala de medición.

- 60 a 64 años

- 65 a 69

- 70 a 74

- 75 a 79

- 80 y más años

-Color de la piel: Cualitativa nominal. Acorde al color de la piel. Escala de medición:

____Blanca   ____No blanco (incluye negra y mestiza)

-Nivel de escolaridad: Cualitativa ordinal. Según nivel educacional vencido.

Escala de medición.

- Sin escolarización

- Primaria

- Secundaria

- Obrero calificado

- Técnico medio

- Pre-universitaria

- Universitaria

-Ocupación. Cualitativa nominal. Según actividad fundamental u oficio que realice en el momento de la investigación. Escala de medición.

- Trabajador(a) estatal

- Trabajador(a) por cuenta propia

- Jubilado(a)

- Ama de casa

- Cuidador de otro anciano o familiar enfermo

- Paciente que es cuidado por un familiar u otra persona

-Antecedentes de familiares diabéticos. Cualitativa nominal. Según la presencia de familiares diabéticos de primera línea: madre, padre, abuelos y hermanos. [49] Escala de medición.

___Sin antecedentes

___Con antecedentes. Especificar cuáles: madre, padre, abuelos y hermanos   -

Comorbilidad asociada: Cualitativa nominal. Según la presencia de otras enfermedades asociadas a la diabetes o que concomitan con ella, [49] considerando la historia clínica, así como la entrevista. Escala de medición.

- Hipertensión Arterial. Se tomó en cuenta a todo paciente diagnóstico definitivo de la enfermedad, con cifras superiores a 140/90. [50] Escala de medición ____Sí ____No

- Obesidad. Se consideró un aumento marcado de peso corporal, calculado por el índice de masa corporal (IMC) [49] según se expresa a continuación: IMC = Peso (Kg)/Talla (m^2) Donde los rangos son:

    Bajo peso: < 18.5 Kg/m^2

    Normal: 18.5 Kg/m^2 – 24.9 Kg/m^2

    Sobrepeso: 25 – 29.9 Kg/m^2

Obeso: ≥ 30 Kg/m^2. Escala de medición ____Sí ____No

☐ Hiperlipoproteinemias Primarias: Se consideró riesgo elevado un aumento del nivel sérico de colesterol por encima de (5.2mmol/l) y triglicéridos(TGC): por encima de (1.8mmol/l): [49] ____Sí ____No

☐ Antecedentes de Cardiopatía Isquémica. Se consideró a los pacientes que han sufrido episodios de Angina de pecho (dolor precordial con o sin cambios electrocardiográficos, o de un IMA anterior) [51] Escala de medición ____Sí ____No

☐ Enfermedad renal crónica. Se consideró cualquier diagnóstico que lo señale directamente o la presencia de síntomas y signos de su manifestación en estadios iniciales de la enfermedad. [32]Escala de medición. ____Sí ____No

☐ Otras, cuáles_________________________________

-Complicaciones: Cualitativa nominal. Se consideraron aquellas secuelas del descontrol de la glucosa en sangre, sin importar si es aguda o crónica. [51] Escala de medición.

☐ Úlcera del pie diabético. ____Sí ____No

☐ Retinopatía diabética. ____Sí ____No

☐ Neuropatía diabética ____Sí ____No

☐ Nefropatías. ____Sí ____No

☐ Enfermedades cardíacas ____Sí ____No

☐ Otra, mencionar cuál. ________________________________

-Determinantes asociados al estilo de vida:

• **Tabaquismo**. Se refiere al consumo tabaco o sus derivados. Se consideró el criterio de la OMS. (2016). [52] Escala de medición:

- Fumador leve: consume menos de 5 cigarrillos diarios.

- Fumador moderado: de 6 a 15 cigarrillos diarios.

- Fumador severo: más de 16 cigarrillos diarios.

- Exfumador: cuando el paciente así lo refiera, sin importar el tiempo transcurrido.

- **Alcoholismo**. Cuando consume diariamente más de una copa de vino (300 mL) o sobrepase los límites de 60 mL para el whiskey (ron) o los 650 mL para las cervezas y derivados. [50] ___Sí ___No ___

- **Sedentarismo**. Ausencia referida por el individuo de actividad física planificada periódicamente, en función del control del peso corporal. [49] Se consideró: ___Sí ___No

- **Dieta inadecuada**: Se consideró cuando la alimentación del paciente es alta en grasas saturadas, dígase cuando consume en la dieta más 30 % de grasas grasa saturada (manteca), si el consumo de sodio es de más de 5 g diarios, lo que equivale a una cucharadita de postre rasa de sal per cápita/día o más de un 50-60 % carbohidratos simples (azúcar, miel, melaza, refrescos) [50] -___Sí ___No

- **Estrés:** Se consideró si acumula 24 puntos o más al responder el cuestionario: Escala de Vulnerabilidad al estrés. (Anexo 4) ___Sí ___No

- **Funcionamiento familiar**. Cualitativa ordinal. Según resultados de la aplicación del Test para evaluar Funcionamiento Familiar. FF-SIL. (anexo 5) Escala de medición:

1- Cohesión: unión familiar física y emocional al enfrentar diferentes situaciones y en la toma de decisión de las tareas cotidianas (ítems 1y 8)

2- Armonía: correspondencia entre los intereses y necesidades individuales con los de la familia en un equilibrio emocional positivo. (ítems2 y13).

3- Comunicación: los miembros de la familia son capaces de transmitir sus experiencias y conocimientos de forma clara y directa. (Ítems 5 y11).

4- Adaptabilidad: habilidad de la familia para cambiar de estructura de poder, relación de roles y reglas, ante una situación que lo requiera. (ítems 6 y10).

5- Afectividad: capacidad de los miembros de la familia de vivenciar y demostrar sentimientos y emociones positivas unos a los otros. (ítems 4 y 14).

6- Rol: cada miembro de la familia cumple las responsabilidades y funciones negociadas por el núcleo familiar. (ítems 3 y 9).

7- Permeabilidad: capacidad de la familia de brindar y recibir experiencias de otras familias e instituciones. (ítems 7 y 12)

☐   70 a 57 puntos. Familia funcional

☐   56 a 43 puntos. Familia moderadamente funcional

☐   42 a 28 puntos. Familia Disfuncional

☐   27 a 14 puntos: Familia severamente disfuncional

- Control de la glicemia. Cualitativa ordinal. Según criterio de control del texto de cabecera en la formación de los Médicos Generales Integrales en Cuba de Álvarez Sintes et.al., [50] ya que se parte de la base de que un buen control metabólico como la medida más eficaz conocida para evitar o posponer las complicaciones. Se catalogó a los pacientes de la manera siguiente: Escala de medición:

✓ **Bien controlados:**

a) Sin síntomas clínicos de hiperglucemia.

b) Glucemia en ayunas y posprandial menores que 140 mg/dL (7,8 mmol/L) en plasma venoso, en el 80 % de las veces que se evalúen.

c) Los análisis realizados: aglucosúricos durante 24 h y colesterol menor que 240 mg/dL (6,2 mmol/L).

✓ **Descontrol ligero**

a) Sin síntomas de hiperglucemia.

b) Glucemia en ayunas o posprandial menores que 180 mg/dL (10 mmol/L) en plasma venoso, en el 80 % de las veces que se evalúen.

c) Glucosuria de 24 h menor que 5 % de carbohidratos ingeridos el 80 % de las glucosurias parciales negativas.

d)Colesterol menor que 240 mg/dL (6,2 mmol/L ✓

Descontrol grave.

Incluye el resto de los casos: si el control metabólico glucemia del diabético no se logra adecuadamente con hipoglucemiantes orales y no hay elementos que lo expliquen cómo infecciones, transgresiones dietéticas, trastornos psíquicos, etc., se hará interconsulta para valorar el inicio del tratamiento con insulina.

-Situación económica: Cualitativa ordinal. Se tuvo en cuenta el ingreso económico medio de la familia, según el estándar actual de la Seguridad Social. Variable cualitativa ordinal. Escala de medición: o Alto: más de 5060 pesos o Medio Alto: 3810 a 5060 o Medio: entre 2100 y 3809 pesos

o Medio Bajo: De 1528 a 2099 pesos (salario mínimo del país) o

Bajo: Menos de la pensión mínima 1528 pesos

Procesamiento de la información:

El procesamiento estadístico fue realizado en una computadora Intel con ayuda de Microsoft Excel 2016 para Windows. Los datos cuantitativos recolectados se organizaron en las tablas de contingencia y figuras para resumir y presentar la información en frecuencias absolutas y relativas como: por cientos, tasa, moda, la media, la razón y proporción. También, de la estadística- inferencial, se aplicó la prueba de hipótesis para la comparación de porcentajes basada en la distribución de probabilidades nombrada Chi-cuadrado para identificar diferencias significativas entre categorías y evaluar la posible asociación entre variables cualitativas. Se fijó un intervalo de confianza del 95%. Se utilizó como nivel de significación:

☐ p< 0.01 diferencias altamente significativas

☐ p<0.01 y > 0.05 diferencias significativas

☐ p < 0.05 no diferencias significativas

Los resultados cualitativos se resumieron en recuadros

Procedimientos:

Se realizó una revisión de las Historias de Salud Familiar de los pacientes para identificar aquellos pacientes diabéticos tipo 2, los cuales fueron seleccionados mediante un sorteo. Además, se revisaron las Historias individuales para caracterizar la muestra del estudio y recopilar información sobre las variables de interés para el estudio. (Anexo 2. Guía de Revisión Documental).

Posteriormente, estos pacientes fueron visitados en sus hogares, se les explicó los objetivos de la investigación y se recogió su solicitud para el consentimiento informado garantizándoles el anonimato a través de un número asignado para cada uno. De tal forma quedó conformada la muestra, dejando previamente la cita: día y hora, en el horario de la tarde, para la entrevista individual y la aplicación de los test propuestos: Escala de vulnerabilidad al estrés y el FF-SIL. No obstante, si las condiciones lo permitían se procedió con la entrevista en ese momento, sin embargo, es interés de la autora concebir dentro del seguimiento a estos pacientes dichas entrevistas y planificarlas previamente.

Para la aplicación del cuestionario se previó que fuese en su casa, con privacidad, considerando la edad de los pacientes y el poder tener algunos problemas de salud asociados, así como discapacidades. En tales casos, el médico sin sugerir las respuestas, explicó de qué se trata, siempre logrando una buena comunicación entre médico- paciente y éste último dando respuestas lógicas y coherentes. Cuando el paciente mostró signos o síntomas de discapacidad mental para responder sobre su estado de salud-enfermedad, se retiró del estudio por no ser confiable los datos obtenidos y evitar un sesgo en la investigación.

Todo el proceso investigativo se llevó a cabo en el área que ocupa el consultorio 1432 del municipio Placetas, en horario de la tarde y labor de terreno para el seguimiento a los diabéticos según se orienta para el médico de la familia.

Estas técnicas se concibieron en tres momentos: primeramente, para explicar los objetivos de la investigación y aclarar cualquier duda al respecto, al mismo tiempo que se llenó el formulario con los datos personales generales: sexo, edad, color de la piel, nivel cultural y ocupación. Además, se realizaron las preguntas relacionadas con su enfermedad   sobre los   antecedentes   familiares, comorbilidad asociada, complicaciones, estilos de vida: tabaquismo, alcoholismo, sedentarismo, dieta inadecuada, control de la glicemia y situación económica. Según el caso, se aplicaron los otros instrumentos en un segundo y tercer momentos o en días diferentes. (Anexos 4 y 5).

Siempre se aplicó primero la escala de validación del estrés, que es una adaptación validada por autores cubanos aprobada por el MINSAP. Se sugirió seguir ese orden considerando las preguntas que anteceden y la temática relacionada con el estrés y funcionamiento familiar al coexistir interdependencia y la necesidad de no sugerir ni estimular respuestas que conllevarían a cometer un sesgo en los resultados que se obtuviesen. Para mayor aclaración se observaron las preguntas de cada ítem y triangularon todos los datos.

Finalmente, se le aplicó a cada paciente el Test para evaluar Funcionamiento Familiar. FF-SIL. (anexo 5). Este instrumento evaluó el funcionamiento familiar (dinámica relacional sistémica que se da entre los miembros de una familia), mediante la percepción de uno de los miembros. Es un instrumento sencillo, de bajo costo y de fácil comprensión para cualquier nivel de escolaridad. El test fue aplicado a los pacientes diabéticos para obtener su visión del funcionamiento familiar, puede ser auto-administrado o no. Las variables que evalúa son: 1- Cohesión: (ítems 1y 8)

1- Cohesión: (ítems 1y 8)

2- Armonía. (ítems2 y13).

3-Comunicación. (Ítems5 y11).

4- Adaptabilidad. (ítems 6 y10).

5- Afectividad: (ítems 4 y 14).

6- Rol. (ítems 3 y 9).

7- Permeabilidad. (ítems 7 y 12).Modo de aplicación: El sujeto realizó una valoración de cada enunciado propuesto y respondió en función de las alternativas de frecuencias presentadas.

Casi siempre	5 puntos
Muchas veces	4 puntos
A veces	3 puntos
Pocas veces	2 puntos
Casi nunca	1 punto

La puntuación final se obtuvo de la suma de los puntos por ítems. El resultado obtenido permitió ubicar la familia en una de las categorías siguientes:

De 70 a 57	Familia funcional
De 56 a 43	Familia moderadamente funcional
De 42 a 28	Familia disfuncional
De 27 a 14	Familia severamente disfuncional

Fue pertinente considerar la necesidad de realizar un análisis cualitativo de los resultados además del cuantitativo propuesto por la técnica. Tras recolectar toda la información se utilizó la técnica cualitativa de la triangulación de datos, para establecer regularidades, fortalezas y debilidades.

Consideraciones éticas: Se solicitó la petición del consentimiento informado como principio bioético de la investigación como ya se mencionó. Se manejó la información obtenida de forma confidencial con el compromiso de que sólo se hará uso de ella para fines científicos. (Anexo 1)

Análisis de los resultados

En la Tabla 1 que aparece en el anexo 6 se pudo constatar la distribución de los pacientes diabéticos según la edad y sexo, en ella se observó que predominaron las 32 féminas para el 54.24%, o sea, más de la mitad de la muestra. Por otro lado, el grupo de edades que más incidió fue el de 75 a 79 años con 18 casos para el 30.51 %, seguido por el de 70 a 74 con 15 para el 25.42%. De ahí que en estas edades (de 70 a 79 años) se agrupan 33 pacientes que representan 55,93% de toda la muestra, pudiéndose considerar una ligera mayoría.

En el anexo 7 se muestra la Tabla 2 con la distribución de los pacientes según variables sociodemográficas. Se halló predominio del color de la piel blanca con 52 que representaron el 88.13 %; sin escolarización, fue la escolaridad que predominó en 18 pacientes para el 30.51%, seguido por el nivel de primaria con 16 para el 27.12% y en tercer lugar se ubicaron los cinco casos con secundaria para el 8.47%.

Según la ocupación, las 22 amas de casa ocuparon el primer escaño para el 37.29%, seguido por los 20 trabajadores por cuenta propia para el 33.90% y los nueve trabajadores estatales que representan el 15.25% de los pacientes estudiados. En la Tabla 3, anexo 8 se ofrece la distribución de los pacientes diabéticos según características clínicas, en esta se observó que predominaron los 38 pacientes con antecedentes los cuales representan el 64.41%, o sea, la mayoría. La obesidad y las hiperlipoproteinemias primarias fueron las comorbilidades asociadas que más prevalecieron reportándose en 40 pacientes para el 67.80%, así como en segundo puesto se constató la hipertensión arterial en 23 casos para el 38.98%. de tal forma se puede estimar que aproximadamente en esta serie hay un hipertenso cada dos diabéticos obesos y con hiperlipoproteinemias primarias.

La distribución de los diabéticos del estudio según determinantes de estilo de vida y sexo se muestra en la Tabla 4, anexo 9. En esta tabla se pudo determinar que el estrés estuvo presente en la totalidad de la muestra, la dieta inadecuada en 46 casos para el 77,97%, lo que equivale a la gran mayoría, el sedentarismo en 34 para el 57,63%, y 17 pacientes para el 28,81% se detectaron con antecedentes de ser alcohólicos. Además, en la muestra de estos diabéticos fumadores predominaron los fumadores severos ya que 43 para el 72,88% así se reportaron.

En el anexo 10 aparece la Tabla 5 en la cual se muestra la distribución de los pacientes diabéticos según funcionamiento familiar, donde se halló predominio de las familias funcionales en 36 casos para el 61.02%., sin embargo, 16 son moderadamente funcionales para el 27.12%, cinco son disfuncionales para el 8.47% y dos son severamente disfuncionales para el 3.39%. De ahí que se estimó que la minoría (siete) son familias con graves problemas disfuncionales para el 11.86%. esta representación se puede observar en la figura 1 del anexo 10.

La Tabla 6 del anexo 11 muestra la distribución de los pacientes diabéticos según determinantes de estilo de vida y control de la glicemia, demostrándose cómo afectó la incidencia del estrés en la totalidad de los pacientes: 25 con descontrol grave para el 42,37 y 28 con descontrol ligero para el 47.45%. En estas dos categorías se concentró casi la totalidad de los pacientes estudiados, 53 lo que representa el 89.83% de la muestra.

El otro determinante del estilo de vida que predominó en segundo lugar fue el de la dieta inadecuada, ya que 25 tiene descontrol grave para el 42,37 y 21 con descontrol ligero para el 35,59%.

Además, en sentido general, en los 25 casos con descontrol grave se identificó la presencia de los fumadores severos para el 42,37% de la muestra. Por tanto, en la totalidad de los pacientes con descontrol grave se detectó: estrés, dieta inadecuada y tabaquismo severo.

Las complicaciones se muestran en la Tabla 7, anexo 12, según determinantes de estilo de vida. El estrés y la dieta inadecuada se hallaron presentes en todas las complicaciones. El alcoholismo se evidencio en todos los casos con nefropatías, enfermedades cardíacas y retinopatías, así como el sedentarismo en los casos de úlceras de pie, retinopatías, neuropatías y enfermedades cardíacas.

Por otro lado, el tabaquismo también afectó a todos los pacientes con complicaciones. La mayor incidencia para el pie diabético se halló en los fumadores severos cinco para el 8.47%, los tres pacientes con retinopatías y retinopatías para el 5.08%, en los 19 pacientes con neuropatías para el 32,20% y en 28 con enfermedades del corazón para el 47.45%.

La Tabla 8, que aparece en el anexo 13, muestra la distribución de los pacientes diabéticos según situación económica y control de la glicemia, en ella se pudo evidenciar el predominio general de la situación económica catalogada como alta en 26 pacientes para el 44,06%, seguida por la media en 11 casos para el 18.64% y media-alta en nueve para el 15.25%. De ahí que se pudo estimar un predominio de la situación económica de alta a media ya que en estas categorías se concentran 46 pacientes para el 77,96%, o sea, la mayoría.

Se observó, que en el descontrol grave la mayor incidencia fue del salario medio-bajo en seis casos para el 10.16%. Sin embargo, en los 25 pacientes con descontrol grave se pudo estimar la prevalencia de un promedio económico medio a alto pues 15, 60%, que son más de la mitad, así lo reflejan para el 25,42% del total de la muestra. Estableciéndose una relación significativa entre situación económica y control de la glicemia(p=0.03).

Discusión de los resultados

Al observar la **Tabla 1** que muestra la distribución de los sujetos según edad y sexo, los resultados obtenidos se asemejan a lo reportado por Nina Flores, [53] en el Hospital Goyeneche, donde el 75,76% de pacientes diabéticos tipo 2 tienen más de 60 años y el 83,33% son féminas y con Colman et al., [13] en determinantes de la salud de una población de atención primaria, en cuyos datos se refleja un predominio de diabéticos de 60 años y más para un 33% y del sexo femenino explicándose este comportamiento por el hecho de que fueron las mujeres las que más acudieron a consulta.

Buichia Sombra et al., [54] al analizar desde la teoría social los determinantes de la salud y riesgo de Diabetes tipo 2 en adultos de poblaciones originarias, se muestra que realizar actividad física de moderada a vigorosa en trabajos de cultivos es un factor protector para DT2 en indígenas Pimas hombres de Sonora y en el caso de las mujeres, se sugiere que la mujer Yoreme-Mayo sigue desarrollando un papel tradicional al realizar actividades para el mantenimiento del hogar y crianza de los hijos, estas características sociodemográficas posicionan a este grupo originario en una situación de inequidad y pobreza, es decir, de riesgo.

En lo relacionado al predominio del sexo femenino también se coincide con otros autores como Saire Rondon et al., [55] Rodríguez Ordoñez et al. [48] y Guerra de Campos et al., [30] en cuyos estudios se determinó un porcentaje de 52.78%, 58.8 % y 80% para cada uno, pero se difiere de ellos en los grupos de etarios ya que se encontró para el primer caso que el 27,78% está entre los 31 a 40 años; para el segundo, entre 46 y 65 años el 58.8 % y el tercero, el 34% respondieron tener entre 51 a 55 años.

De igual manera en investigación del cantón Jipijapa, [56] las féminas representaron el 59,16% y en seis municipios del departamento de Cortés, [18] según sexo en el año 2014, las mujeres presentaron mayor número de casos nuevos con Diabetes Mellitus tipo 2.

Al valorar la edad, los datos se aproximan a lo reportado por Sánchez Ramírez et al., [31] en adultos mayores diabéticos del Centro de Salud Aguas Frías de Medellín, en cuya población estudiada se halló mayor número de pacientes con rangos de edades de 65 a 80 años para ambos sexos.

Por otro lado, no existen semejanzas con Gómez Medina, [18] el rango de edad con más incidencia de la DM 2, es de 50 a 59 años, seguido del rango 60 años y más; con Solórzano Segovia et al., [46] el 53% de los participantes en el estudio eran hombres ni con Layton Ulloa, [12] en adultos obesos diabéticos el 53,39% (n=63) fueron hombres y siendo en la edad promedio de 53 años para hombres y mujeres.

Es opinión de la autora que el predominio de la edad avanzada pudiera estar en relación a los índices elevados de adultos mayores que presenta el municipio, el cual es uno de los más envejecidos de la provincia y del país, lo cual es debido al proceso de transición demográfica cubano y con respecto al sexo femenino debe ser a que las mujeres tienden a buscar más diligentemente los servicios de salud ya que se ocupan más y no están sujetas a tantos prejuicios como los hombres.

Al distribuir la muestra según variables sociodemográficas como se ilustra en la **tabla 2**, el predominio del color de la piel blanca no coincide con investigación de determinantes socioeconómicos de la diabetes mellitus en un contexto de desigualdades en el nordeste brasileiro, [57] donde el 74,3% eran de la raza parda/prieta u otras y de Rodríguez Plasencia et al., [1] en determinantes sociales de la salud en relación con prevención del pie diabético en el Hospital Belén, Trujillo, el 55.0% son mestizos.

Autores como Gómez Medina [18] y Santana Suarez et al., [42] se refiere que esta enfermedad tiene una tendencia hereditaria y se presenta con mayor frecuencia en los grupos raciales o étnicos: [18, 42] afroamericanos, nativos de Alaska, indígenas estadounidenses, estadounidenses de origen asiático, hispanos o latinos, nativos de Hawái y nativos de las Islas del Pacífico.

De igual manera no se coincide con Layton Ulloa, [12] ya que el 95,8% (n=113) de los pacientes eran de raza mestiza, el 3,4% (n=4) caucásicos y el 0,8% (n=1) era afrocolombiano. Por sexo, se observa en las mujeres el mayor predominio de la etnia mestiza.

Al valorar la escolaridad, lo observado se aproxima a lo reportado en los centros de salud del cantón Jipijapa, Los Rosales y El Carmen, [56] en los que el nivel de instrucción ninguna, centro de alfabetización, jardín de infantes o primaria era del 68,59% y de Pereira da Silva de Carvalho et al., [57] en Brasil, el 39,4% tenían menor grado de escolaridad (analfabetos/fundamental incompleta) de manera que dichas personas presentaban una probabilidad de desarrollar la DM cerca de cuatro veces más. Sin embargo, se difiere de Saire Rondon et al., [55] se concluye que el 58,33% de los pacientes tiene el grado de instrucción secundario seguido por el primario en un 33,33%. Asimismo, Rodríguez Ordoñez et al. [48] y Nina Flores, [53] se determina al nivel educativo secundario con mayor porcentaje para un 47,1% (n 40) y 48,48% respectivamente.

Los datos no guardan relación con: Sánchez Ramírez et al., [31] solo el 80% de los adultos mayores ha culminado la primaria; de Guerra de Campos et al., [30] en cuanto a hombres el 19% refirió haber estudiado primaria y bachillerato y el 31% de las mujeres, primaria y de Rodríguez Plasencia et al., [1] el 30,0% cuentan con grado instrucción superior.

Analizando la variable ocupación, el resultado se corresponde con trabajo sobre determinantes sociales de diabetes mellitus tipo 2 en usuarios de la Unidad Comunitaria de Salud Familiar de Zaragoza, [30] donde según la caracterización de los encuestados en el área rural el 58% son mujeres amas de casa seguido por un 29% de comerciantes y en la urbana, un 59% también son amas de casa y del Hospital Goyeneche, [53] el 59,09% de pacientes es ama de casa.

Por otra parte, los resultados difieren de: Rodríguez Ordoñez et al., [48] el 64.7% de los usuarios con diabetes mellitus tipo II son trabajadores ya sea estatales o privados; de

Pereira da Silva de Carvalho et al., [57] de los participantes del estado, 39,1% estaban desempleados; Sánchez Ramírez et al., [31] el 86% trabaja en las labores del campo y de Rodríguez Plasencia et al., [1] el 21.3% tienen una condición laboral eventual e independiente,

De igual manera se difiere de Layton Ulloa, [12] ya que el mayor porcentaje de los casos (66,1%) tenían un título universitario y el 18% eran comerciantes, seguidos de los pacientes con cargos de administración de empresas (17%) y dedicados al hogar (10%).

Se infiere que la mayor prevalencia de amas de casa como profesión está en relación al predomino del sexo femenino en la muestra y a que la mujer es históricamente la que ha asumido el cuidado del hogar. El color de piel blanco coincide con lo determinado en el municipio pues la población más frecuentemente dispensarizada es aquella que se autodenomina blanca.

En la **tabla 3** se observa que los pacientes diabéticos con antecedentes familiares de la enfermedad y con obesidad como comorbilidad asociada fue el más frecuente coincidiendo con estudio colombiano en el Centro de Salud Aguas Frías, [31] en el cual se determinó que el 32% de los adultos mayores han tenido antecedentes familiares por papá, el 25% la mamá, el 14% por hermana, el 11% por abuelos y solo el 18% lo desconoce. Además, el 58% de los pacientes presentan grado de obesidad. De igual manera se aproxima a lo concluido por Pin Baque et al., [5] donde los antecedentes familiares de diabetes en primer y segundo grado de consanguinidad representaron el 52,7% y sobrepeso/obesidad, el 52,5% y con resultado en la Unidad Comunitaria de Salud Familiar de Zaragoza, [30] en cuanto a familiares con Diabetes

Mellitus Tipo 2, los encuestados indicaron que el 49% tiene familiares con Diabetes

Mellitus tipo 2 y el 46% no lo tiene,

Similar resultado se reporta en investigación realizado en un centro asistencial de Bucaramanga en el que se estableció la relación entre los Determinantes Sociales y la evolución de la Diabetes Mellitus en adultos obesos sometidos a cirugía bariátrica, el 72,9% de los sujetos tenían familia con obesidad y diabetes (n=86) y el 60% antecedentes personales de dislipidemia. [12]

El resultado hallado no guarda relación con lo referido por Nina Flores, [53] en Arequipa, ya que el 66,67% de pacientes tiene como antecedente la hipertensión arterial seguido por el 25,76% que presenta gastritis y el 15,15%, enfermedades osteoarticulares, Tampoco se coincide con resultado de Sotolongo Arró, [58] la hipertensión arterial fue la enfermedad asociada más frecuente con 86,0 % ni de Ovalle-Luna et al., [59] se determinó la cirrosis hepática, anemia o hemoglobinopatías y cáncer

La autora es de la opinión de que tanto los antecedentes familiares de diabetes mellitus como la obesidad son factores de riesgo asociados fuertemente al diagnóstico de esta enfermedad y es por ello que se hallaron en mayor porcentaje en la muestra estudiada. Los resultados correspondientes a la distribución de los pacientes diabéticos según determinantes de estilo de vida y sexo (**Tabla 4**) difiere de artículos como los de: Colman et al., [13] quien al vincular los diversos factores de riesgo con la variable sexo se encontró un 67% para la dieta inadecuada y el sedentarismo en el femenino y 33% para las mismas variables en el sexo masculino y de Layton Ulloa, [12] el 49,2% de los sujetos indicó que la frecuencia de actividad física era algunas veces siendo el sexo femenino el que tuvo un mayor porcentaje de personas que no realizaban ningún tipo de actividad seguido por el factor alimentación balanceada nunca, 40,7% (n=48). Tampoco se asemeja a lo expuesto por: Morales Arévalo, [26] en Pumacahua-Arequipa, se observa que la gran mayoría de pacientes presenta sobrepeso en un 52,5%; de Melo Pérez, [43] en la dimensión ejercicios físicos, 67,50% presentan un nivel regular y en la alimentación, el 61.25% también presentan este nivel y de Alvarado Magallanes, [60] referente al consumo de alcohol un 60% lo realiza

1 vez o más por semana y el 67% ingiere 3 o más bebidas alcohólicas en cada ocasión.

Asimismo, el resultado tampoco tiene relación con lo hallado por Katherine Melissa et al., [22] en estilos de vida en pacientes con diabetes mellitus tipos 2 en tiempos de pandemia COVID-19, se aprecia que el 44,6% (n=70) a veces manejan el estrés, seguido del 41,4% (n=65) con manejo del estrés frecuentemente y con Palacios Pintado, [61] en cuanto a los factores de riesgo estudiados se puede observar que el IMC mayor de 25 representa el mayor porcentaje (obesidad con 49,2% y sobrepeso con 35,6%), lo que significa que el 84.8% de los pacientes diabéticos estudiados tienen este factor de riesgo presente.

Lo datos obtenidos no se aproximan a ninguno de los resultados de las investigaciones valoradas y es opinión de la autora que lo determinado es un hallazgo del presente estudio y que pudiera estar en relación al incremento de los factores estresantes de la situación actual y al incremento del hábito de fumar sobre todo en el sexo femenino. El predominio de las familias funcionales como se manifiesta en la **Tabla 5** no coincide directamente con ninguna de las bibliografías revisadas, pero guarda relación con lo reportado por Astolingon Vela et al., [47] donde se puede evidenciar que en la dimensión relaciones familiares, que evalúa el grado de comunicación y libre expresión así como el grado de interacción dentro de la familia, el 57.5% (92) de los adultos mayores con diabetes mellitus tipo II presentan un nivel medio, seguido de un 28.8% (46) nivel alto y un 13.8% (22) presentan nivel bajo.

Pérez Rodríguez et al., se afirma que el apoyo familiar repercute en la enfermedad, su evolución y desenlace, de manera que constituye un elemento fundamental para desarrollar conductas de salud y autocuidado, así como adhesión del enfermo al tratamiento médico. La adecuada funcionalidad familiar permite la adaptabilidad, solidaridad, afecto y la capacidad de solucionar problemas. [11]

En estudio sobre apoyo familiar y adherencia al tratamiento en pacientes con diabetes mellitus tipo II, [48] se demostró que predominaron el apoyo instrumental regular,

29,4%; el emocional regular, 29,4%; el espiritual regular, 42,4% y el económico regular, 38,8%. Otros autores como Roldán Cedeño et. al. [56] y Solórzano Segovia et. al. [46] al analizar la estructura familiar se plantea que el 82,72% tiene familia extendida en el primer caso y en el segundo, se concluye que la convivencia en pareja ha mostrado asociarse a un mejor perfil de salud respecto a la población homóloga que no vive en pareja. Los datos obtenidos difieren de Salvador Bonilla, en funcionalidad familiar y adherencia terapéutica farmacológica de pacientes diabéticos tipo 2, en el que se reporta que, de la población en estudio, solo el 8,3 % de las familias son funcionales, mientras que es 91,9% presenta algún grado de disfuncionalidad, siendo las moderadamente funcionales las que prevalecen con el 53,3 % seguidas de las disfuncionales con el

30%. [62]

La autora afirma que, en la población atendida en el consultorio de estudio, predominan las familias funcionales y que esto pudiera explicar el por qué se halló en mayor porcentaje esta condición.
 El predominio del descontrol ligero en las cifras de glicemia como se observa en la **tabla 6**, es parecido a los hallazgos en trabajo en un hospital general del Perú, [63] donde el 31,2% de los pacientes tuvieron sobrepeso y el 43,7%, obesidad presentando glicemia en ayunas > 100 mg/dl 112 (91,8%) sujetos sin complicación y 70 (92,1%) con complicación. También el resultado guarda relación con Guerra Uriarte et al., [45] donde el 65,22% de pacientes presentó glicemia en ayunas en rango inadecuado y el 76,09% de ellos glicemia postprandial inadecuada; de Morales Arévalo, [26] se puede apreciar que, los niveles de glicemia se encuentran elevados en 21 pacientes (52.5 %) y de Palacios Pintado, [61] se afirma que sí existe relación entre el nivel de glucosa elevado, índice de masa corporal elevado, medida de perímetro abdominal elevado y el nivel de triglicéridos elevado.

El resultado no guarda relación con lo investigado en el Centro de Salud Bellavista, [61] al valorar la relación entre los factores de riesgo para Diabetes tipo II y los estilos de vida ya que en cuanto al nivel de glucosa medido en los 88 pacientes que representan el 74.6% se les encontró un nivel normal (igual o menor de 110) y en solo 30 (25.4%) valores mayores a esta cifra. Lo que significa que la mayoría de los pacientes diabéticos se encuentran controlados.

La autora es del criterio que lo hallado se relaciona en parte, a la difícil situación económica por la que transita el país lo cual conlleva a que un régimen dietético y medicamentoso sea bien llevado, pero no se puede negar que existe cierto grado de descuido en el autocuidado por los portadores de esta patología.

La distribución de los pacientes diabéticos según determinantes de estilo de vida y complicaciones (**Tabla 7**) muestra, en lo relacionado al predominio de la neuropatía diabética, resultados similares a Sotolongo Arró, [58] en Punta Brava, Cuba, donde esta fue la complicación más frecuente para un 79,3 % sobresaliendo las mujeres (55,3 %) y de Asenjo Alarcón et al., [64] en una ciudad andina del Perú, la frecuencia de neuropatía diabética fue de 36,4% seguida por la retinopatía diabética (27,3%). Al valorar los determinantes, se coincide con Valdés Ramos et al., [65] dentro de los siete factores de riesgo asociados a las complicaciones cardiovasculares en mujeres diabéticas estuvo el tabaquismo demostrando el análisis multivariado que fue uno de los que incrementaron el riesgo de forma independiente y con Coronado Balderas, [66] el 65.1% de los pacientes se encontraron inactivos o sedentarios y con respecto al hábito de fumar el 60,3% fumaban, de los cuales el 38,1% tenían un índice tabáquico <10, el 21.4% un índice tabáquico de 10-20, el 0,4% de 21-40 y el 0,4% mayor a 40. Katherine Melissa et al. [22] y Cebrián Cuenca, [15] se expone que el aumento de riesgo de presentar estas complicaciones se debe a múltiples factores como la actividad física limitada, aumento del comportamiento sedentario, acceso limitado a frutas y verduras y, en general, mayor inseguridad alimentaria.

Además, se aproxima parcialmente a lo observado por Ochoa Anastacio, [67] en el que se evidencia que el 42 % de los adultos mayores a veces realizan actividad física y el 28% casi nunca, pero se difiere al determinar las complicaciones asociadas que hubo un predominio de la hipertensión arterial en 18 pacientes (50%) y la nefropatía diabética (30%).

Sin embargo, lo observado en la presente investigación difiere de estudios como el del Centro de Salud Enrique Ponce Luque, [68] el 53% de los usuarios ha padecido de ulceras en la piel, siendo esta complicación la de mayor incidencia y según el resultado obtenido, el 63% ocasionalmente ingiere bebidas alcohólicas y de Villacorta Santamato et al., [63] en el grupo con complicación crónica microvascular, la nefropatía (48,8%) fue la más frecuente y en el de la macrovascular, la enfermedad cerebro-vascular (4,8%), además el sobrepeso y obesidad fueron el principal factor de riesgo para un 43,7%. Tampoco se asemeja a lo reportado por Santos Quezada [69] quien reportó al pie diabético como complicación asociada más frecuente y de Ovalle Luna et al., [59] en México, se concluyó que la enfermedad del pie se registró en 50 635 (17.0 %) pacientes, enfermedad renal crónica (ERC) en 21 605 (7.2 %), y retinopatía en 13 115 (4.4 %).

Al analizar la distribución de los pacientes diabéticos según situación económica y control de la glicemia como se observa en la **Tabla 8** los resultados obtenidos difieren de: Rodríguez Plasencia et al., [1] quien afirma que el 50,0% de los pacientes con pie diabético cuentan con nivel socioeconómico medio, de Holguín Carrasquilla, [32] el 53,49% de los adultos diabéticos muestra un bajo nivel económico y de Roldán Cedeño et al., [56] el 58,63% de los usuarios estaba Bajo la línea de pobreza determinándose como factor de riesgo.

En revisión sistemática sobre los determinantes sociales de salud en diabetes tipo 2, Limón García et al., [3] se expone que un factor relevante al desarrollo de la enfremedad fue la mala alimentación, el ayuno prolongado, ingesta de grasa elevada, exceso en consumo de carne y alimentos ultra procesados en la dieta que se relacionaron con la inactividad física y nivel económico bajo.

Los resultados no se corresponden tampoco con estudio brasilero, [57] de los participantes el 39,4% fueron clasificados en la clase económica más pobre y de ellos, el 49,7% recibían bolsa familiar; de trabajo peruano, [53] el 43,94% de pacientes tiene un ingreso mensual en el hogar menor a un salario mínimo y de investigación en Puno, [7] del 100% de pacientes encuestados el 59,1% indicaron que tienen un ingreso mensual menos de 1025 de los cuales el 55,2% no cumplen con el tratamiento.

Pereira da Silva et al. se argumenta que individuos como baja condición socioeconómica pueden ser más vulnerables a tales enfermedades por varias razones, incluyendo estrés psicosocial, niveles más elevados de comportamiento de riesgo como sedentarismo y alto consumo de alimentos más calóricos, ricos en azúcar y grasas, condiciones de vida insalubres, acceso precario al saneamiento básico y servicios de salud, además de la oportunidad reducida de prevenir complicaciones. [57]

La prevalencia de la situación económica alta no se corresponde con ninguno de los artículos revisados por la autora y según ella pudiera deberse a que en el municipio donde se desarrolló la investigación hay una actividad comercial intensa que determina cierta solvencia económica de algunos grupos sociales y también a que la literatura revisada es de países en vías de desarrollo donde los estudios se limitan a poblaciones con recursos medios y bajos, pero no se aborda a la clase acomodada.

Conclusiones

En la muestra predominaron las mujeres con de 75 a 79 años de edad, blancas, sin escolarización, amas de casa, con antecedentes familiares de diabetes mellitus, así como la obesidad y las hiperlipoproteinemias primarias fueron las comorbilidades asociadas que más prevalecieron.

Los determinantes sociales de salud que más inciden en los pacientes estudiados fue el estrés, el tabaquismo y la dieta inadecuada que se hallaron presentes en todas las complicaciones. Además, hubo un predominio general de la situación económica catalogada como alta.

Referencias bibliográficas

1.   Rodríguez Plasencia CB, Villacorta Flores NE. Determinantes sociales de la salud en relación con prevención del pie diabético en el Hospital Belén, Trujillo, 2022 [Tesis]. Perú: Universidad Privada Antenor Orrego; 2023. Disponible en: http://repositorio.upao.edu.pe/bitstream/20.500.12759/10360/1/REP_CECILIA.RODRI

GUIEZ_NICOLL.VILLACORTA_DETERMINANTES.SOCIALES.pdf

2.   Valdés Gómez W, Almirall Sánchez A, Gutiérrez Pérez MÁ. Factores de riesgo de diabetes mellitus tipo 2 en adolescentes. MediSur [Internet]. 2019 [citado 21 Mar 2023];17(3):[aprox.8p.]. Disponible en: http://scielo.sld.cu/pdf/ms/v17n3/1727-897Xms-17-03-356.pdf.

3.   Limón García L, Dominguez SA, Palacios Rodríguez AL. Determinantes sociales de salud en diabetes tipo 2: revisión sistemática. Revista Hospitum [Internet]. 2022 [citado 21 Mar 2023];4:[aprox.9p.]. Disponible en: https://www.hospitalquindio.gov.co/hospital/images/banners/Revista_hospital_ospitum.pdf#page=44.

4.   Duarte Acha MY, Ribeiro Zanotti J, Vieira Gomes R, Cruz Hegner C, de Freitas Valbon B. Alterações oftalmológicas em crianças e adolescentes portadores de diabetes mellitus tipo 1 em um Hospital Filantrópico de Vitória-ES. [Internet]. 2020 [citado 21 Mar 2023]:[aprox.18p.]. Disponible en: https://downloads.editoracientifica.org/articles/200901276.pdf.

5.   Pin Baque WE, Quevedo Andrade YM. Factores de riesgo de la Diabetes Mellitus tipo II y su relación a trastornos alimenticios en adultos [Tesis]. Jipijapa: Unesum; 2023. Disponible en: http://repositorio.unesum.edu.ec/bitstream/53000/4941/1/PIN%20BAQUE%20WALTER%20ENRIQUE%20%20-

%20QUEVEDO%20ANDRADE%20YULEXI%20MICHEL.pdf

6.	Chavelas S, Luis J. Proyecto de intervención para mejorar el conocimiento sobre la diabetes mellitus tipo 2 en pacientes diagnosticados con esta enfermedad atendidos en el Centro de Salud T-II Ampliación Selene, Tláhuac, Ciudad de México, en el periodo de enero a abril del 2021 [Tesis]. Universidad Autónoma Metropolitana; 2022. Disponible en: https://repositorio.xoc.uam.mx/jspui/handle/123456789/26457

7.	Arpita Laruta DR, Centeno Palero AL. Factores Asociados al Abandono Terapéutico en Pacientes con Diabetes Mellitus tipo II de la Red de Salud Puno, 2022 [Tesis]. Huancayo – Perú: Universidad Roosevelt; 2022. Disponible en: https://repositorio.uroosevelt.edu.pe/bitstream/handle/20.500.14140/1217/TESIS%20 ARPITA%20-%20CENTENO.pdf?sequence=1&isAllowed=y

8.	Gómez Baldeón LL, Pacheco Tolentino CK. Factores asociados a la diabetes mellitus tipo II en adultos mayores del Centro de Salud Aparicio Pomares, Huánuco 2021 [Tesis]. Chincha, Ica: Universidad Autónoma de Ica; 2022. Disponible en: http://repositorio.autonomadeica.edu.pe/handle/autonomadeica/1581

9.	Lema Añón C. La revolución de los determinantes sociales de la salud: derecho a la salud y desigualdad. Anuario de Filosofía del Derecho [Internet]. 2020 [citado 21 Mar 2023]:[aprox.28p.]. Disponible en: https://www.boe.es/biblioteca_juridica/anuarios_derecho/abrir_pdf.php?id=ANU-F2020-10028900317.

10.	Karam Calderón MÁ, Castillo Sánchez Y, Moreno Pérez P, Ramírez Durán N, Dubos R. ¿ Qué son los determinantes sociales de la salud? Revista de Medicina e Investigación [Internet]. 2021 [citado 21 Mar 2023];7(1):[aprox.7p.]. Disponible en:

https://rmi.diauaemex.com/index.php/numeros/ano-2019/23-que-son-losdeterminantes-sociales-de-la-salud.

11. Pérez Rodríguez A, Berenguer Gouarnaluses M. Algunos determinantes sociales y su asociación con la diabetes mellitus de tipo 2. Medisan [Internet]. 2015 [citado 21 Mar 2023];19(10):[aprox.3p.]. Disponible en: http://scielo.sld.cu/scielo.php?script=sci_arttext&pid=S1029-30192015001000012.

12. Layton Ulloa S. Relación Entre los Determinantes Sociales y la Evolución de la Diabetes Mellitus en Adultos Obesos Sometidos a Cirugía Bariátrica [Tesis]. Colombia: Universidad de Santander; 2023. Disponible en: https://repositorio.udes.edu.co/server/api/core/bitstreams/f9c83072-2027-44bc-a247bcfeba2858d2/content

13. Colman R, Sousa R, Vera N, Encina K, Lezcano L, Romero J, et al. Determinantes de la salud en diabetes tipo II de una población de atención primaria centro urbano, 2019. Revista Científica Estudios e Investigaciones [Internet]. 2019 [citado 21 Mar 2023];8:[aprox.3p.]. Disponible en: http://revista.unibe.edu.py/index.php/rcei/article/view/363.

14. Heredia M, Cabriales ECG. Riesgo de diabetes mellitus tipo 2 y sus determinantes. Enfermería Global [Internet]. 2022 [citado 21 Mar 2023];21(1):[aprox.23p.]. Disponible en: https://revistas.um.es/eglobal/article/view/482971/315531.

15. Cebrián Cuenca AM. Desigualdades sociales en la salud y el control de la diabetes mellitus tipo 2. Diabetes práctica [Internet]. 2022 [citado 21 Mar 2023];1(Supl Extr 1):[aprox.38p.]. Disponible en: http://www.diabetespractica.com/files/101/art3.pdf.

16. MINSAP. Programa Nacional de Atención Integral al Diabético. Cuba.2011. p. aprox.6p.

17.   Anuario estadístico de salud 2019. [Internet]. La Habana: Ministerio de Salud Pública. Dirección de registros médicos y estadisticas de salud; 2020 [actualizado May 2020; citado 15/02/21; cited 2021]. Disponible en: http://bvscuba.sld.cu/anuarioestadistico-de-cuba/

18.   Gómez Medina MJ. Desigualdades sociales de la salud en pacientes con diabetes tipo II en seis municipios del departamento de Cortés años 2014 y 2016 [Tesis]. Honduras: Universidad Nacional Autónoma de Honduras; 2019. Disponible en: http://www.bvs.hn/TMSP/pdf/TMSP55/pdf/TMSP55.pdf

19.   Lorenzo Villena JA. Diabetes mellitus tipo 1 en edad escolar. Diabetes [Internet]. 2020 [citado 21 Mar 2023];3(27):[aprox.18p.]. Disponible en: https://www.npunto.es/content/src/pdf-articulo/5ee22d46dd243NPvolumen27-40-57.pdf.

20.   Rodríguez-Tenorio Torres R, Orduna Onco Á. Programa de educación para la salud en el manejo de los nuevos dispositivos para el control de la diabetes en adolescentes entre 15 y 18 años. [Internet]. 2020 [citado 19/05/21]:[aprox.6p.]. Disponible en: https://zaguan.unizar.es/record/96690/files/TAZ-TFG-2020-377.pdf .

21.   Bondía J. Páncreas artificial Artificial pancreas. Rev Esp Endocrinol Pediatr [Internet]. 2020 [citado 19/05/21];11(1):[aprox.6p.]. Disponible en: https://www.endocrinologiapediatrica.org/revistas/P1-E33/P1-E33-S2620-A599.pdf. 22.   Katherine Melissa LL, Herrera Calderón VP. Estilos de vida en pacientes con diabetes mellitus tipos 2 en tiempos de pandemia COVID-19. Sapienza: International Journal of Interdisciplinary Studies [Internet]. 2022 [citado 21 Mar 2023];3(8):[aprox.8p.]. Disponible en: https://journals.sapienzaeditorial.com/index.php/SIJIS/article/view/582.

23. Campos Rojas MM, Quintana Padilla TG. Autocuidado y factores condicionantes en el adulto mayor con diabetes mellitus del Centro de Salud Chilca Huancayo 2022 [Tesis]. Perú: Universidad Roosevelt; 2023. Disponible en: https://repositorio.uroosevelt.edu.pe/bitstream/handle/20.500.14140/1412/TESIS%20 QUINTANA%20-%20CAMPOS.pdf?sequence=1&isAllowed=y

24. Flores Vasquez DS. Estudio de la diabetes mellitus tipo 1 con cetoacidosis en niños para su correcto diagnóstico y tratamiento farmacológico [Tesis]. Machala: Universidad Técnica de Machala; 2021. Disponible en: http://repositorio.utmachala.edu.ec/bitstream/48000/16189/1/E-11893_FLORES%20VASQUEZ%20DERYAN%20SANTIAGO.pdf

25. Suero Girardi MN. La calidad de vida de adolescentes con diabetes. Universidad de Flores [Internet]. 2020 [citado 21 Mar 2023];1(5):[aprox.20p.]. Disponible en: https://d1wqtxts1xzle7.cloudfront.net/19115256/calidaddevidauflo_n5v1pp3_22.pdf.

26. Morales Arévalo NJ. Relación entre los niveles de glicemia y comportamiento de estilos de vida en pacientes con Diabetes Mellitus tipo 2 de la localidad de Mateo Pumacahua-Arequipa 2022 [Tesis]. Perú: Universidad Católica de Santa María; 2022. Disponible en: https://repositorio.ucsm.edu.pe/bitstream/handle/20.500.12920/11899/70.2838.M.pdf ?sequence=1&isAllowed=y

27. Osti ZAT, Lezama JAF. Risk Factors Associated with Type 2 Diabetes Mellitus in Adolescents. Mexican Journal of Medical Research ICSA [Internet]. 2020 [citado 15/06/21];8(15):[aprox.7p.]. Disponible en: https://repository.uaeh.edu.mx/revistas/index.php/MJMR/article/view/3932/6995.

28.   Ramírez Rivera NK. Calidad de vida en pacientes con diabetes mellitus tipo II, centro de salud Bambil Deshecho, Santa Elena, 2022 [Tesis]. La Libertad: Universidad Estatal Península de Santa Elena; 2023. Disponible en:

https://repositorio.upse.edu.ec/bitstream/46000/9568/1/UPSE-TEN-2023-0027.pdf

29.   Alejandria Quispe YY. Características sociodemográficas y estilos de vida en adultos con Diabetes Mellitus. Centro de salud Morro Solar-Jaén-Perú 2021 [Tesis]. Perú: Universidad Nacional de Cajamarca; 2022. Disponible en:

https://repositorio.unc.edu.pe/handle/20.500.14074/4924

30.   Guerra de Campos SE, Aragón de Melara AB. Determinantes sociales de diabetes mellitus tipo 2 en usuarios de 35 a 55 años que consultan en la Unidad Comunitaria de Salud Familiar de Zaragoza Febrero a Septiembre de 2019 [Tesis]. El Salvador: Universidad de El Salvador; 2019. Disponible en:

https://docs.bvsalud.org/biblioref/2020/12/1140671/289-11106299.pdf

31.   Sanchez Ramirez LK, Onofre Torres MJ. Estilos de vida y su influencia en la diabetes mellitus tipo II, en adultos mayores del Centro de Salud Aguas Frías de Medellin Ventanas, Los Ríos, octubre 2018–abril 2019 [Tesis]. Babahoyo: Universidad Técnica de Babahoyo; 2019. Disponible en:

http://dspace.utb.edu.ec/bitstream/handle/49000/5852/P-UTB-FCS-ENF-000130.pdf?sequence=1&isAllowed=y

32.   Holguín Carrasquilla MP. Autocuidado y complicaciones del adulto diabético en la población del Subcentro Tipo C de San Rafael [Tesis]. Ecuador: PuceseEscuela de Enfermería; 2022. Disponible en:

https://repositorio.pucese.edu.ec/bitstream/123456789/3245/1/Holgu%c3%adn%20C arrasquilla%20Melanie%20Paola.pdf

33.   Arzate J, Rangel J. Determinantes sociales de la salud. Una argumentación sociológica. En: Porvenir E, editor.^editors. Vulnerabilidad, salud y politicas sociales

[Internet]. Primera eclicirin ed. México: Instituto de Investigaciones Sociales; 2021.
p. aprox. 27p. Disponible en:
http://ri.uaemex.mx/bitstream/handle/20.500.11799/111906/DeterminantesSacia.pdf?
sequence=1&isAllowed=y

34.   Robles MJ, Gómez Bermúdez J. Análisis de los determinantes sociales de la
salud que intervienen o influyen en el estado de salud de una comunidad [Tesis].
Colombia: Universidad Simón Bolivar; 2021

35.   Hernandez-Rincon EH. Los determinantes sociales de la desnutrición infantil
en Colombia vistos desde la medicina familiar. Medwave [Internet]. 2020 [citado 21
Mar 2023];20(2):[aprox.11p.]. Disponible en:
https://www.researchgate.net/profile/Erwin-Hernandez-

Rincon/publication/339953732_Los_determinantes_sociales_de_la_desnutricion_infa

ntil_en_Colombia_vistos_desde_la_medicina_familiar/links/5e6f961a299bf12e23cbd3

b2/Los-determinantes-sociales-de-la-desnutricion-infantil-en-Colombia-vistos-desdela-

medicina-familiar.pdf.

36.   Prado Cuadros T, Sermeño Palacios CL. Determinantes sociales del abandono
de la lactancia materna exclusiva en niños a término menores de 6 meses en el Centro
de Salud Margomarca en San Juan de Lurigancho, 2017 [Tesis]. Perú:
Universidad Maria Auxiliadora; 2018. Disponible en:
https://repositorio.uma.edu.pe/bitstream/handle/20.500.12970/165/Tesis%20Abandon
o%20Lactancia%20Materna.pdf?sequence=1&isAllowed=y

37.   Treacy M. Los determinantes sociales de la salud en la etapa neoliberal: un
abordaje de las desigualdades desde la economía política. Ensayos de Economía
[Internet]. 2021 [citado 21 Mar 2023];31(58):[aprox.23p.]. Disponible en:
http://www.scielo.org.co/scielo.php?script=sci_arttext&pid=S261965732021000100134

.

38.   Espada López J, Hernández Clemente JC. Indicadores de salud y determinantes sociales y estructurales en el entorno sanitario español. A propósito de la crisis económica 2008-2014 [Tesis]. España: Universidad Autónoma de Madrid; 2022. Disponible en: https://acmspublicaciones.revistabarataria.es/wpcontent/uploads/2023/05/14-Espada-Clemente-Indicadores-de-salud-2019-2023pp157-167.pdf

39.   Moreno Gómez MdM, Hernández Rincón EH, Ayala Escudero A, Correal Muñoz CA. Enseñanza y aprendizaje de los determinantes sociales en salud en la región de las Américas. Educación Médica Superior [Internet]. 2021 [citado 21 Mar 2023];35(3):[aprox.25p.]. Disponible en: http://scielo.sld.cu/scielo.php?script=sci_arttext&pid=S0864-21412021000300018.

40.   Peña S, Franciss J. Consumo de frutas y verduras como protector de la salud bucal y los determinantes sociales de la salud en personas mayores de 15 años, Perú-2018 [Tesis]. Perú: Universidad Peruana Cayetano Heredia; 2021. Disponible en: https://190.116.48.43/bitstream/handle/20.500.12866/9535/Consumo_SalasPena_Jonathan.pdf?sequence=1&isAllowed=y

41.   Pérez Martínez GB. Determinantes sociales de la salud: Una visión general en México y Chiapas. Revista Anales de Medicina Universitaria [Internet]. 2022 [citado 21 Mar 2023];1(02):[aprox.7p.]. Disponible en: http://www.revistas.unach.mx/index.php/revanales/article/view/30.

42.   Santana Suarez JC, Licoa Zavala JK. Comorbilidades asociadas a la diabetes mellitus tipo II: causas, consecuencias y prevalencia en adultos mayores [Tesis]. Jipijapa: Unesum; 2023. Disponible en: http://repositorio.unesum.edu.ec/bitstream/53000/4954/1/Santana%20Suarez%20Julissa%20Celestina%20-%20Licoa%20Zavala%20Julissa%20Katherine.pdf

43. Melo Pérez MJ. Influencia de los estilos de vida en la salud de pacientes adultos con diabetes mellitus tipo II en el Hospital René Toche Groppo Chincha Alta2017 [Tesis]. Perú: Universidad Inca Garcilaso de La Vega; 2020. Disponible en: http://repositorio.uigv.edu.pe/bitstream/handle/20.500.11818/5216/TESIS_MELO%20 P%c3%89REZ.pdf?sequence=1&isAllowed=y

44. Daufi Subirats MC, Romera Liébana L. ¿ Es la diabetes mellitus una enfermedad social? Diabetes práctica [Internet]. 2020 [citado 21 Mar 2023];11(032020):[aprox.34p.]. Disponible en: http://www.diabetespractica.com/files/1603725214.dp_11-3.pdf#page=5.

45. Guerra Uriarte JEN, López Cáceres PL. Influencia de los estilos de vida, características sociodemográficas y clínicas en el control glucémico de pacientes con diabetes mellitus tipo 2. Centro de Salud 4 de Octubre, Socabaya-Arequipa 2022 [Tesis]. Perú: Universidad Católica de Santa María; 2022. Disponible en: https://repositorio.ucsm.edu.pe/bitstream/handle/20.500.12920/11657/70.2787.M.pdf ?sequence=1&isAllowed=y

46. Solórzano Segovia J, Segovia Medina M, Delgado Armijos M, Delgado Armijos E. Determinantes sociales de salud y riesgos de padecer diabetes mellitus tipo 2. Revista Científica Biomédica Higía de la Salud [Internet]. 2020 [citado 21 Mar 2023];3(2):[aprox.11p.]. Disponible en: https://revistas.itsup.edu.ec/index.php/Higia/article/view/469/640.

47. Astolingon Vela RI, Vilca Lucana LK. Clima familiar y depresión en el adulto mayor con diabetes Mellitus Tipo II. Programa del adulto mayor-centro de salud de Morales. Mayo a octubre 2021 [Tesis]. Perú: Universidad Nacional San Martin; 2021. Disponible en:

https://tesis.unsm.edu.pe/bitstream/11458/4278/1/ENFERMER%c3%8dA%20-
%20Rosa%20Isabel%20Astoling%c3%b3n%20Vela%20%26%20Leidy%20Kalen%2
0Vilca%20Lucana.pdf

48.   Rodríguez Ordoñez LC, De La Cruz Taipe J. Apoyo familiar y adherencia al
tratamiento de la diabetes mellitus tipo II en usuarios de un centro de salud
[Tesis].
Perú: Universidad   Peruana   Los   Andes;   2021.   Disponible   en:
https://repositorio.upla.edu.pe/handle/20.500.12848/2319

49.   Roca R. Temas de Medicina Interna. 5ta.ed. Enfermedades del sistema
circulatorio. La Habana: Ecimed; 2017.

50.   Álvarez Sintes R, Hernández Cabrera G, Báster Moro JC, García Núñez RD.
Medicina General Integral. Volumen II. Tercera edición. Editorial Ciencias Médicas.
2014. La Habana. Cuba.

51.   Banting F. G. Historia de la diabetes [Internet] [actualizado 2015; citado 5 Jun
2022].   [Internet].   [citado]   Disponible   en:
www.wmu.org.uy/publicaciones/libros/historicos/dm/cap1.pdf.

52.   Tabaquismo. Consumo de productos elaborados total o parcialmente con
tabaco. Organización Mundial de la Salud.[internet] 2016. [citado 20 Mar 2022].
WHO: Tabaquismo.   [Internet].   [citado]   Disponible   en:
https://www.who.int/topics/tobacco/es/.

53.   Nina Flores KC. Asociación entre los determinantes sociales y los estilos de
vida de pacientes con Diabetes Mellitus Tipo 2 Hospital Goyeneche, Arequipa 2020
[Tesis]. Perú: Universidad Católica de Santa María; 2020. Disponible en:
https://repositorio.ucsm.edu.pe/handle/20.500.12920/10151

54.   Buichia Sombra FG, Miranda Cota GA. Determinantes sociales de la salud y riesgo de Diabetes Tipo 2 en adultos de poblaciones originarias, aproximaciones desde la teoría social. Journal of the Academy [Internet]. 2021 [citado 14 Mar 2023] (4):[aprox.24p.]. Disponible en:

https://journalacademy.net/index.php/revista/article/view/45/41.

55.   Saire Rondon FM, Takahashi Moreno YM. Los hábitos alimentarios y la diabetes Mellitus de tipo II, en pacientes que asisten al puesto de salud Union-Puerto Maldonado, 2019 [Tesis]. Puerto Maldonado: Universidad Nacional Amazónica de Madre De Dios; 2021. Disponible en:

https://repositorio.unamad.edu.pe/bitstream/handle/20.500.14070/698/004-1-9-040.pdf?sequence=1&isAllowed=y

56.   Roldán Cedeño CP, Cedeño Zambrano AP. Determinantes socioeconómicos y su influencia en el nivel de riesgo de complicaciones en los pies de las personas con Diabetes mellitus 2 en los centros de salud del cantón Jipijapa, Los Rosales y El

Carmen, en el periodo noviembre 2020-agosto 2021 [Tesis]. Ecuador: Pontificia Universidad Católica del Ecuador; 2021. Disponible en:

http://repositorio.puce.edu.ec/bitstream/handle/22000/19399/Tesis%20final%20ADRI

ANA%20CEDENO%20Y%20CINTHIA%20ROLDAN.pdf?sequence=1&isAllowed=y

57.   Pereira da Silva de Carvalho S, Sobreira de Carvalho Barreto MN, de Souza NP, Cabral de Lira PI, Pessoa Cesse EÂ. Determinantes socioeconômicos do diabetes mellitus em um contexto de desigualdades no nordeste brasileiro. Revista Eletrônica Acervo Saúde [Internet]. 2021 [citado 14 Mar 2023];13(5):[aprox.9p.].

Disponible en: https://acervomais.com.br/index.php/saude/article/view/6863/4561.

58.   Sotolongo Arró O. Complicaciones crónicas y enfermedades asociadas en adultos mayores con diabetes mellitus tipo 2 en Punta Brava, Cuba de enero a junio de 2019. Revista Cubana de Endocrinología [Internet]. 2022 [citado 14 Mar

2023];33(1):[aprox.11p.]. Disponible en: http://scielo.sld.cu/scielo.php?pid=S1561295320220001000003&script=sci_arttext&tlng=pt.

59.   Ovalle-Luna OD, Jiménez-Martínez IA, Rascón-Pacheco RA, Gómez-Díaz RA, Valdez-González AL, Gamiochipi-Cano M, et al. Prevalencia de complicaciones de la diabetes y comorbilidades asociadas en medicina familiar del Instituto Mexicano del Seguro Social. Gaceta medica de Mexico [Internet]. 2019 [citado 14 Mar 2023];155(1):[aprox.9p.]. Disponible en: https://www.scielo.org.mx/scielo.php?script=sci_arttext&pid=S001638132019000100030.

60.   Alvarado Magallanes AE. Factores de riesgo conductuales en adultos mayores con diabetes mellitus tipo II. Hospital general Dr. León Becerra Camacho, Milagro 2022 [Tesis]. La Libertad: Universidad Estatal Península de Santa Elena; 2023. Disponible en: https://repositorio.upse.edu.ec/bitstream/46000/9566/1/UPSE-TEN-2023-0001.pdf

61.   Palacios Pintado EB. Relación entre los factores de riesgo para Diabetes Tipo II y los estilos de vida en pacientes que asisten al Centro de Salud Bellavista 2019 [Tesis]. Perú: Universidad Nacional del Callao; 2020. Disponible en: http://repositorio.unac.edu.pe/handle/20.500.12952/5343

62.   Salvador Bonilla IA. Funcionalidad familiar y adherencia terapéutica farmacológica de pacientes diabéticos tipo 2 de una unidad de atención primaria de salud [Tesis]. Ecuador: Universidad Técnica de Ambato…; 2022. Disponible en: http://repositorio.uta.edu.ec/bitstream/123456789/34913/1/salvador_bonilla_ivonne_alexandra__tesis_funcionalidad_familiar_y_adherencia_terap%c3%a9utica.pdf 63.

Villacorta Santamato J, Hilario Huapaya N, Inolopú Cucche J, Terrel Gutierrez

L, Labán Hijar R, Del Aguila J, et al. Factores asociados a complicaciones crónicas de diabetes mellitus tipo 2 en pacientes de un hospital general del Seguro Social de Salud del Perú. Anales de la Facultad de Medicina [Internet]. 2020 [citado 14 Mar 2023];81(3):[aprox.7p.]. Disponible en: http://www.scielo.org.pe/scielo.php?script=sci_arttext&pid=S102555832020000300308.

64.   Asenjo-Alarcón JA, Oblitas-Gonzales A. Complicaciones crónicas microvasculares en usuarios con diabetes mellitus tipo 2 de una ciudad andina del Perú. Revista de Salud Pública [Internet]. 2022 [citado 20 jun 2023];24(3):[aprox.8p.].
Disponible en: http://www.scielo.org.co/scielo.php?script=sci_arttext&pid=S0124006420220003002 01.

65.   Valdés Ramos ER, Valdés Bencosme ER, Valdés Bencosme NN. Factores de riesgo asociados a las complicaciones cardiovasculares en mujeres de edad mediana con diabetes mellitus tipo 2. Revista Cubana de Endocrinología [Internet]. 2020 [citado 14 Mar 2023];31(2):[aprox.14p.]. Disponible en: http://scielo.sld.cu/scielo.php?script=sci_arttext&pid=S1561-29532020000200006.

66.   Coronado Balderas DA. Estilo de vida asociado a complicaciones de pacientes con diabetes mellitus 2 [Tesis]. México: Benemérita Universidad Autónoma de Puebla 2021. Disponible en: https://repositorioinstitucional.buap.mx/handle/20.500.12371/13626

67.   Ochoa Anastacio ME. Factores Modificables que influyen en la presencia de Complicaciones en Adultos Mayores con Diabetes Mellitus Tipo II en el Club de Adultos Mayores Lupita Nolivos Abril-Septiembre del 2019 [Tesis]. Ecuador: Universidad Estatal de Milagro; 2021. Disponible en: https://repositorio.unemi.edu.ec/bitstream/123456789/5746/1/MARIA%20ELENA%20

OCHOA%20ANASTACIO.pdf

68.	Cabezas Bolaños DL, Montoya Vélez AB. Estilos de vida y su influencia en el desarrollo de complicaciones de salud en pacientes adultos con diabetes mellitus tipo

2 atendidos en el Centro de Salud Enrique Ponce Luque diciembre 2022–mayo 2023

[Tesis]. Perú: Babahoyo: UTB-FCS; 2023. Disponible en:

http://dspace.utb.edu.ec/bitstream/handle/49000/14314/TIC-UTB-FCS-ER-000005.pdf?sequence=1&isAllowed=y

69.	Santos Quezada AM. Factores de riesgo y complicaciones en diabetes Mellitus tipo 2 en mayores de 40 años Hospital Nacional Dos de Mayo, 2018–2019 [Tesis].

Perú: Universidad Privada San Juan Bautista; 2020. Disponible en:

https://repositorio.upsjb.edu.pe/handle/20.500.14308/2467

ANEXO 1: Guía para realizar el análisis documental.

Objetivo: Recopilar la información y datos de interés para el estudio para la caracterización de los pacientes diabéticos seleccionados en la muestra de la investigación según variables clínicas y sociodemográficas.

Tareas:

1. Revisión de Programa del Médico de la Familia y el Programa Nacional de Atención Integral al Diabético.
2. Revisión documental de las fichas familiares del área de salud.
3. Revisión documental de las historias clínicas individuales de los pacientes de la muestra.
4. Vaciamiento de los datos recolectados en fichero de datos.

Aspectos a tener en cuenta:
_**Programa del Médico de la Familia y el Programa Nacional de Atención Integral al Diabético**: objetivos relacionados con el tema, acciones de promoción, prevención y trabajo con los grupos riesgos, así como con las indicaciones para la atención integral al paciente diabético tipo 2
-**Historias clínicas familiares**. Variables socio-demográficas
-Sexo. ____Femenino   ____Masculino
-Edad ________
-Nivel de escolaridad
- Sin escolarización
- Primaria
- Secundaria
- Obrero calificado
- Técnico medio
- Pre-universitario
- Universidad
-Ocupación
- Trabajador(a) estatal
- Trabajador(a) por cuenta propia
- Jubilado(a)
- Ama de casa
- Cuidador de otro anciano o familiar enfermo

- • Paciente que es cuidado por un familiar u otra persona

-Antecedentes familiares de diabéticos

___Sin antecedentes

___Con antecedentes. Especificar cuáles: madre, padre, abuelos y hermanos

-Historias clínicas individuales: Variables clínicas y epidemiológicas

-Color de la piel. ___Blanca ___No blanco -Comorbilidad asociada.

- ☐ Hipertensión Arterial. ___Sí ___No
- ☐ Obesidad. ___Sí ___No
- ☐ Hiperlipoproteinemias Primarias___Sí ___No
- ☐ Antecedentes de Cardiopatía Isquémica___Sí ___No
- ☐ Enfermedad renal crónica ___Sí ___No
- ☐ Otras, cuáles________________________________

-Complicaciones

- ☐ Úlcera del pie diabético. ___Sí ___No
- ☐ Retinopatía diabética. ___Sí ___No
- ☐ Neuropatía diabética ___Sí ___No
- ☐ Nefropatías. ___Sí ___No
- ☐ Enfermedades cardíacas ___Sí ___No
- ☐ Otra, mencionar cuál. ________________________________

Anexo 2. Cuestionario individual semi-estructurado a diabéticos tipo 2.

Consultorio 14-32

Objetivo: identificar datos de interés para el estudio asociados a su modo y estilo de vida, así como la información que tienen sobre su enfermedad y opiniones al respecto.

Dirigido a pacientes seleccionados para el estudio.

Lugar: casa de los pacientes   Hora: a partir de las 2.00 PM

Cuestionario a diabéticos tipo 2. Consultorio 14-32

Como ya le fue comunicado se está realizando una investigación para estudiar los factores biológicos, psicológicos y sociales que más están afectando a los pacientes diabéticos del área de salud. Usted fue seleccionado para participar después de dar su consentimiento y se le recuerda que sus respuestas son confidenciales por eso su nombre no aparecerá en ningún documento sino el número que se le asignó.

Por su colaboración ¡muchas gracias1

______**Número asignado**

A continuación, se le piden sus datos personales generales para llenar el formulario:

.1.Sexo ____Femenino ___ Masculino

2.Edad _______

3.Color de la piel: ____Blanca ____Negra

4.-Nivel de escolaridad

__Sin escolarización __Primaria __Secundaria __Obrero calificado

__Técnico medio ___Pre-universitario ___Universidad

5.Ocupación actual: __Trabajador(a) estatal __ Trabajador(a) por cuenta propia

___Jubilado(a) __Ama de casa __Cuidador de otro anciano o familiar enfermo

____Paciente que es cuidado por un familiar u otra persona **Preguntas relacionadas con su enfermedad:**

6.¿Tiene familiares que padezcan de diabetes? ___Sí ___No

6.b. En caso de responder afirmativamente diga quiénes:

___ madre, ___padre, ____abuelos y/o ____hermanos

7-¿Usted padece de alguna otra enfermedad, además de la diabetes?. Por favor menciónelas.

- ☐ Hipertensión Arterial. ____Sí ____No

- ☐ Obesidad. ____Sí ____No

- ☐ Hiperlipoproteinemias Primarias ____Sí ____No

- ☐ Antecedentes de Cardiopatía Isquémica ____Sí ____No

- ☐ Enfermedad renal crónica ____Sí ____No

- ☐ Otras, cuáles_______________________________

8- Por favor diga si padece alguna complicación o complicaciones por causa de la diabetes. ¿Cuál o cuáles?

- ☐ Úlcera del pie diabético. ____Sí ____No

- ☐ Retinopatía diabética. ____Sí ____No

- ☐ Neuropatía diabética ____Sí ____No

- ☐ Nefropatías. ____Sí ____No

- ☐ Enfermedades cardíacas ____Sí ____No

- ☐ Otra, mencionar cuál. _______________________________

9. En relación a sus hábitos diarios por favor responda:

9.1.a. ¿Usted fuma o ha fumado alguna vez?:

Fumador ______Sí. ____No. Exfumador: ______Sí. ____No

9.1.b. Si responde afirmativamente, diga la cantidad de cigarros que fuma o fumaba al día:

    ☐ ____Menos de 5 cigarrillos diarios Fumador leve

    ☐ ____ De 6 a 15 cigarrillos diarios Fumador moderado

    ☐ ___ Más de 16 cigarrillos diarios. Fumador severo

10. ¿Consume bebidas alcohólicas? ___Sí ____No

10.b. Explique en caso de que su respuesta sea afirmativa con qué frecuencia lo hace y la cantidad que consume

____

____

11. a. ¿Asiste al círculo de abuelos? ___Sí ___No

11. b. ¿Realiza gimnasia matutina en su hogar? ___Sí ___No

11. c. ¿Realiza caminatas, o sube y baja escaleras varias veces a la semana como parte de su actividad cotidiana? ___Sí ___No

11.   d. ¿Se planifica usted realizar ejercicios físicos dos o tres veces a la semana? ___Sí ___No

11.e. Responda sinceramente si se considera usted un sedentario(a). Explique sus razones:

____

____

12. Mencione cuáles son los principales alimentos que consume diariamente durante una semana. Explique la elaboración.

____

____

13. ¿Cómo considera usted que tiene el control de la glicemia la mayoría de las veces?

___ Bien controlado ___Descontrol ligero ____Descontrol grave Exprese su opinión al respecto.

____

____

14. En relación a su situación económica se necesita hacer un estimado para calcular el promedio por personas.

¿Con quién o quiénes usted convive? Y ¿qué salario tiene cada uno? Calcular y marcar según corresponda como aparece a continuación:_______________________

15. Por favor exprese su opinión sobre: ¿qué significa para usted ser diabético? Explique su respuesta.

____

____

____

16. Exprese cualquier dificultad o preocupación en relación con su enfermedad.

____

____

____

¡Muchas gracias por su colaboración!

Anexo 3. ESCALA DE VULNERABILIDAD AL ESTRÉS.

(Adaptación al Modelo De Autoanálisis de Le. H. Miller y Smith)

Nombre: ____

Instrucciones:

En este modelo encontrará usted 16 temas en relación con hábitos y dificultades por los que suelen pasar la mayoría de las personas en uno u otro momento. Si usted responde con franqueza y sinceridad nos ayudará a comprenderlo mejor.

Califique cada inciso con puntuaciones entre 1 y 5 según la frecuencia con que usted realice cada una de las siguientes afirmaciones, o el grado que se corresponda con su situación de acuerdo con la escala siguiente:

1- Siempre.

2- Casi siempre.

3- Frecuentemente.

4- Casi nunca.

5- Nunca.

a) ___ Por lo menos cuatro noches a la semana duermo de siete a ocho horas.

b) ___ En 50 kilómetros a la redonda poseo por lo menos una familia en que pueda confiar.

c) ___ Por lo menos 2 veces por semana hago ejercicios hasta sudar.

d) ___ Fumo menos de media cajetilla de cigarros al día.

e) ___ Tomo menos de cinco tragos (de bebidas alcohólicas) a la semana.

f) ___ Tengo el peso apropiado para mi estatura.

g) ___ Mis ingresos satisfacen mis gastos fundamentales

h) ___ Asisto regularmente a actividades sociales.

i) ___ Tengo una red (grupo) de amigos conocidos.

j) ___ Tengo uno o más amigos a quienes puedo confiarle mis problemas personales.

k) ___ Tengo buena salud (es decir, mi vista, oído, dentadura, están en buenas condiciones).

l) ___ Converso regularmente sobre problemas domésticos (es decir, sobre tareas del hogar, dinero, problemas de la vida cotidiana) con las personas que conviven conmigo.

m) ___ Por lo menos una vez a la semana hago algo para divertirme.

n) ___ Soy capaz de organizar racionalmente mi tiempo.

o) ___ Tomo al menos tres tazas de café, té o refrescos al día.

p) ___ Durante el día me dedico a mí mismo un rato de tranquilidad.

<u>Calificación</u>: Se realiza teniendo en cuenta:

- Aspectos cuantitativos: Se tendrá en cuenta la puntuación obtenida por el sujeto, es evidente que a mayor puntuación mayor vulnerabilidad al estrés. La puntuación que indicaría el nivel menor de vulnerabilidad (ideal), sería 16 y la puntuación que indicaría un nivel máximo de vulnerabilidad sería 80 (teóricamente).

Para hallar los datos cuantitativos sume la totalidad de las cifras de cada pregunta y al resultado réstele 16. Posteriormente ubíquelo en el nivel correspondiente según corresponda. Las escalas establecidas son:

☐ Vulnerabilidad al estrés: Si acumula entre 24 y 39.

☐ Seriamente vulnerable al estrés; Si acumula entre 40 y 60

☐ Extremadamente vulnerable al estrés: Si las cifras superan los 60 puntos.

ANEXO 4. Prueba de Percepción del Funcionamiento Familiar (TEST FF-SIL)

Objetivo: evaluar funcionamiento familiar.

A continuación se presenta un grupo de situaciones que pueden ocurrir o no en su familia. Usted debe clasificar y marcar con una X su respuesta según la frecuencia en la que la situación se presente.

	Situaciones:	Casi nunca	Pocas veces	A veces	Muchas veces	Casi Siempre
1	Se toman decisiones para cosas importantes de la familia.					
2	En mi casa predomina la armonía. En mi casa cada uno cumple sus responsabilidades					
3	Las manifestaciones de cariño forman parte de nuestra vida cotidiana.					
4	Nos expresamos sin insinuaciones, de forma clara y directa.					
5	Podemos aceptar los defectos de los demás y sobrellevarlos, Tomamos en consideración las experiencias de otras familias ante situaciones difíciles.					
6	Cuando alguno de la familia tiene un problema, los demás lo ayudan.					
7	Se distribuyen las tareas de forma que nadie esté sobrecargado.					

8	Las costumbres familiares pueden modificarse ante determinadas situaciones.					
9	Podemos conversar diferentes temas sin temor.					
10	Ante una situación familiar difícil somos capaces de buscar ayuda en otras personas.					
11	Los intereses y necesidades de cada cual son respetados por el núcleo familiar.					
12	Nos demostramos el cariño que nos tenemos.					

La puntuación final de la prueba se obtiene de la suma de los puntos por ítems. La escala tiene diferentes valores de acuerdo al criterio seleccionado:

Valores de la Escala: Casi siempre 5, Muchas veces 4, A veces 3, Pocas veces 2, Casi-nunca**Diagnóstico del Funcionamiento Familiar según Puntuación Total de la Prueba FF-SIL.**

FUNCIONAL   De 70 a 57 punto

MODERADAMENTE FUNCIONAL   De 56 a 43 puntos

DISFUNCIONAL   De 42 a 28 puntos

SEVERAMENTE DISFUNCIONAL   De 27 a 14 puntos

ANEXO 5b. Matriz para registro de datos de la Prueba de Percepción del Funcionamiento Familiar (FF-SIL)

SITUA CIONES	1. CN		2. PV		3. AV		4. MV		5. CS	
	No	%	No.	%	No.	%	No.	%	No.	%
1										
2										
3										
4										
5										
6										
7										
8										
9										
10										

11									
12									
13									
14									
Total									

Leyenda: Situaciones1 a 14 (anexo 5)

ANEXO 6

Tabla 1. Distribución de los pacientes diabéticos según edad y sexo.

Edad	Sexo				Total	
	Femenino		Masculino			
	No.	%	No.	%	No.	%
60 a 64	4	6.78	4	6.78	8	13.56
65 a 69	9	15.25	4	6.78	13	22.03
70 a 74	3	5.08	12	20.34	15	25.42
75 a 79	14	23.73	4	6.78	**18**	**30.51**
80 y más.	2	3.39	3	5.08	5	8.47
Total	**32**	**54.24**	27	45.76	59	100.00

Fuente: Historia clínica individual y cuestionario.

Tabla 2. Distribución de los pacientes diabéticos según variables sociodemográficas.

Variables	Pacientes diabéticos	No.	%
Color de piel	**Blanca**	**52**	**88.13**
	No Blanca	7	11.86
Escolaridad	**Sin Escolarización**	**18**	**30.51**
	Primaria	16	27.12
	Secundaria	5	8.47
	Obrero Calificado	10	16.95
	Preuniversitario	7	11.86
	Universitario.	3	5.08
Ocupación	**Ama de casa**	**22**	**37.29**
	Trabaja cuenta propia	20	33.90
	Trabajador estatal	9	15.25
	Jubilado	8	13.56

Fuente: historias clínicas

Tabla 3. Distribución de los pacientes diabéticos según características clínicas.

Variables	Pacientes diabéticos	No.	%
Con Antecedentes de familiares diabéticos	38		64.41
Sin antecedentes	21		35.59
	Obesidad	40	67.80
	Hiperlipoproteinemias Primarias	40	67.80
Comorbilidades asociadas	Hipertensión Arterial	23	38.98
	Antecedentes de Cardiopatía Isquémica	12	20.34
	Enfermedad renal crónica	3	5.08

Fuente: historias clínicas

Tabla 4. Distribución de los pacientes diabéticos según determinantes de estilo de vida y sexo.

Determinantes de estilo de vida	Sexo					
	Femenino n=32		Masculino n=27			Total
Estrés	32	100,00	27	100,00	59	100,00
Dieta inadecuada	22	68,75	24	88,89	46	77,97
Sedentarismo	19	59,38	15	55,56	34	57,63
Alcoholismo	2	6,25	15	55,56	17	28,81
Fumador leve	5	15,63	3	11,11	8	13,56
Fumador moderado	5	15,63	1	3,70	6	10,17
Tabaquismo Fumador severo	21	65,63	22	81,48	43	72,88
Exfumador	1	3,13	1	3,70	2	3,39
Subtotal	32	100	27	100	59	100

Fuente: Historia de salud individual y test*% de columna

Tabla 5. Distribución de los pacientes diabéticos según Funcionamiento familiar

Funcionamiento familiar	No.	%
Funcional	**36**	**61.02**
Moderadamente funcional	16	27.12
Disfuncional	5	8.47
Severamente disfuncional	2	3.39
Total	59	100.00

Fuente:Test FF-SIL

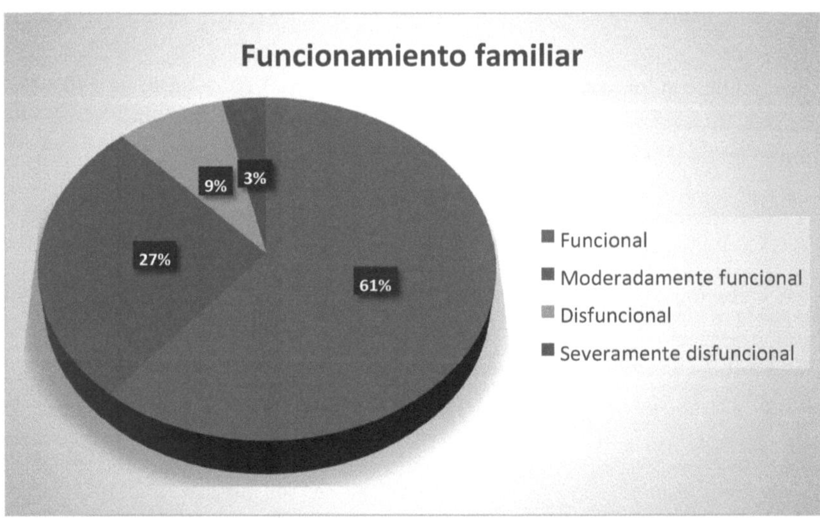

Fuente: Tabla 5

Figura 1. Distribución de los pacientes diabéticos según Funcionamiento familiar.

Tabla 6. Distribución de los pacientes diabéticos según determinantes de estilo de vida y Control de la glicemia

Determinantes de estilo de vida		Control de la glicemia					
		Bien controlados		Descontrol ligero		Descontrol grave	
		No.	%	No.	%	No.	%
Alcoholismo		0	0.00	3	5.08	14	23.72
Sedentarismo		1	1.69	9	15.25	24	40.67
Dieta inadecuada		0	0.00	21	35,59	25	42,37
Estrés		**6**	**10.16**	**28**	**47.45**	**25**	**42.37**
Tabaquismo	Fumador leve	8	13,56	0	0.00	0	0.00
	Fumador moderado	6	10.16	0	0.00	0	0.00
	Fumador severo	0	0.00	28	47.45	25	42,37
	Exfumador	2	3.39	0	0.00	0	0.00
Total		**6**	**10.16**	**28**	**47.45**	**25**	**42,37**

Fuente: Historia de salud individual y test*% de columna

Tabla 7. Distribución de los pacientes diabéticos según determinantes de estilo de vida y complicaciones.

| | | Complicaciones | | | | | | | | |
| | | Úlcera del pie diabético | | Retinopatía diabética | | Nefropatías | | Neuropatía diabética | | Enfermedades cardíacas | |
Determinantes de estilo de vida		No.	%	No.	%	No.	%	No.	%	No.	%
Alcoholismo		3	5.08	3	5.08	3	5.08	17	28.81	17	28.81
Sedentarismo		10	6.95	3	5.08	0	0.00	15	25.42	34	57,63
Dieta inadecuada		10	16.95	3	5.08	3	5.08	20	33.89	34	57,63
Estrés		10	16.95	3	5.08	3	5.08	20	33.89	34	57,63
Tabaquismo	Fumador leve	0	0.00	0	0.00	0	0.00	0	0.00	1	1.69
	Fumador moderado	3	5.08	0	0.00	0	0.00	1	1.69	3	5.08
	Fumador severo	5	8.47	3	5.08	3	5.08	19	32,20	28	47.45
	Exfumador	2	3.39	0	0.00	0	0.00	9	15.25	2	3.39
	Total	10	16.95	3	5.08	3	5.08	20	33.90	34	57.63

Fuente: Historia de salud individual y test*% de columna

Tabla 8. Distribución de los pacientes diabéticos según situación económica y Control de la glicemia

| Situación económica | Control de la glicemia | | | | | | | |
| | Bien controlados | | Descontrol ligero | | Descontrol grave | | Total | |
	No.	%	No.	%	No.	%	No.	%
Alta:	**4**	6.78	**17**	28.81	**5**	8.47	**26**	44,06
Media Alta:	1	1.69	0	0.00	8	13.56	9	15.25
Media: entre	0	0.00	9	15.25	2	3.39	11	18.64
Media Baja:	0	0.00	2	3.39	6	10.16	8	13,56
Baja:	1	1.69	0	0.00	4	6.78	5	8.47
Total	6	10.16	28	47.45	25	42,37	59	100.00

Fuente: Historia de salud individual y test*% de columna

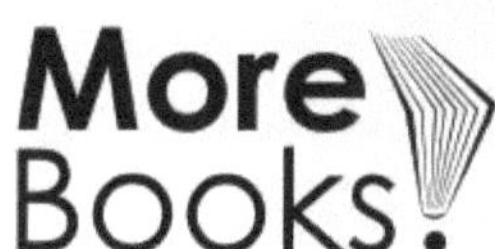

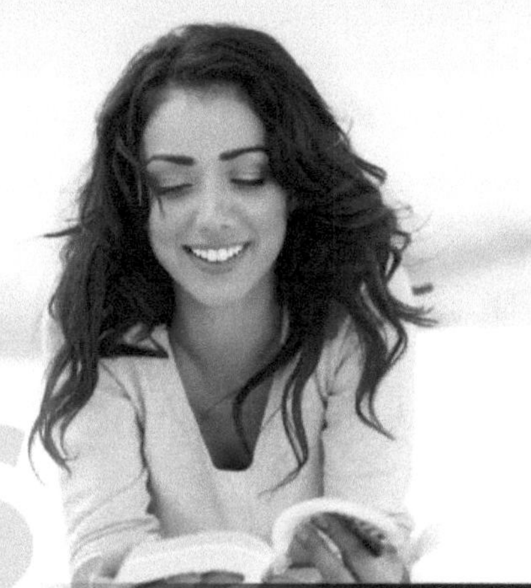

yes
I want morebooks!

Buy your books fast and straightforward online - at one of world's fastest growing online book stores! Environmentally sound due to Print-on-Demand technologies.

Buy your books online at
www.morebooks.shop

¡Compre sus libros rápido y directo en internet, en una de las librerías en línea con mayor crecimiento en el mundo! Producción que protege el medio ambiente a través de las tecnologías de impresión bajo demanda.

Compre sus libros online en
www.morebooks.shop

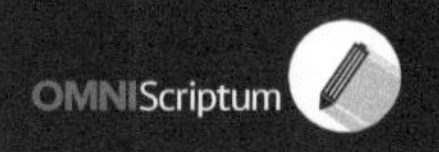

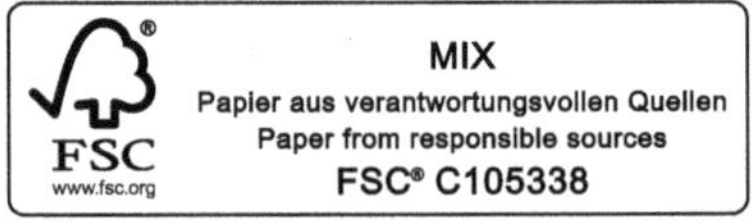

Printed by Books on Demand GmbH, Norderstedt / Germany